INTUITIV GESUND

Dr. med. Christina Barbara Petersen

INTUITIV GESUND

Werde dein eigener innerer Arzt!

Haben Sie Fragen an den Mankau Verlag?
Anregungen zum Buch?
Erfahrungen, die Sie mit anderen teilen möchten?

Nutzen Sie unser Internetforum:
www.mankau-verlag.de/forum

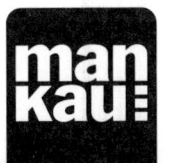

Impressum

Bibliografische Information der Deutschen Nationalbibliothek
Die Deutsche Nationalbibliothek verzeichnet diese Publikation in der
Deutschen Nationalbibliografie; detaillierte bibliografische Daten sind
im Internet über http://dnb.d-nb.de abrufbar.

Dr. med. Christina Barbara Petersen
Intuitiv gesund
Werde dein eigener innerer Arzt!
ISBN 978-3-86374-590-5
1. Auflage März 2021

Mankau Verlag GmbH
D-82418 Murnau a. Staffelsee
Im Netz: www.mankau-verlag.de
Internetforum: www.mankau-verlag.de/forum

Lektorat: Redaktionsbüro Julia Feldbaum, Augsburg
Endkorrektorat: Susanne Langer-Joffroy M. A., Germering
Cover/Umschlaggestaltung: Guter Punkt GmbH & Co. KG, München
Innenteil/Layout und Satz: Lydia Kühn, Aix-en-Provence, Frankreich
Energ. Beratung: Gerhard Albustin, Raum & Form, Winhöring

Druck: Druckerei C. H. Beck, Nördlingen

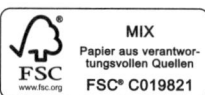

Aus Gründen der leichteren Lesbarkeit wird im vorliegenden Buch die gewohnte männliche Sprachform bei personenbezogenen Substantiven und Pronomen verwendet. Dies impliziert jedoch keine Benachteiligung des weiblichen Geschlechts, sondern soll im Sinne der sprachlichen Vereinfachung als geschlechtsneutral zu verstehen sein.

Hinweis für die Leser/innen: Die Autorin hat bei der Erstellung dieses Buches Informationen und Ratschläge mit Sorgfalt recherchiert und geprüft, dennoch erfolgen alle Angaben ohne Gewähr. Verlag und Autorin können keinerlei Haftung für etwaige Schäden oder Nachteile übernehmen, die sich aus der praktischen Umsetzung der in diesem Buch vorgestellten Anwendungen ergeben. Bitte suchen Sie bei Erkrankungen einen erfahrenen Arzt oder Heilpraktiker auf.

Inhalt

Inhalt

Inhalt

Ein paar Gedanken vorab

Die Verbesserung unser aller Gesundheit liegt mir so sehr am Herzen, dass ich mich ständig weiterbilde und neugierig alles zu diesem Thema aufsauge. Gleichzeitig ist es mir wichtig, das Wissen auch zu überprüfen. Funktioniert das so für mich? Wir Menschen ticken doch in der Mehrheit so, dass wir nur das glauben, was wissenschaftlich durch Studien belegt ist und damit Fundament hat. Das macht auch Sinn: Wenn wir den Zusammenhang von Ursache und Wirkung verstehen, ist die Umsetzung leichter, und wir erzielen bessere Ergebnisse. Jedenfalls gehörte ich mein Leben lang zu den größten Skeptikern. Alles, was nicht mit dem Augenlicht zu erfassen war, existierte für mich schlicht und einfach nicht. Meine Realität war die materielle Welt, alles andere belächelte ich. Ursächlich dafür können meine Erziehung und/oder das Medizinstudium sein.

Fakt ist, dass ich schon immer wesentlich mehr wahrnehmen konnte als das, was meine Augen in der 3-D-Welt sahen. Diese Hochsensibilität unterdrückte ich jahrelang, bis ich nicht mehr darum herumkam, mich mit diesen Fähigkeiten zu beschäftigen.

In mir existiert beides: Als Wissenschaftlerin verspüre ich den Drang, meine Erkenntnisse mit Beweisen zu belegen. Als hochsensible Frau nehme ich wahr, was mit dem bloßen Auge nicht zu erkennen ist. Mithilfe der modernen wissenschaftlichen Erkenntnisse kann ich beide Bedürfnisse meinerseits vereinen, das heißt, meine innere Wahrnehmung (Intuition) passt damit zusammen, was die Forschungsergebnisse zeigen. Und das bedeutet: Mein Bauchgefühl wusste schon immer Bescheid.

Da mich Dr. Joe Dispenza mit seinen Forschungsergebnissen sehr inspiriert hat, habe ich einiges aus seinem Buch »Du bist das Placebo«[1] übernommen und so zusammengefasst, dass es einfach und verständlich wird. Ich möchte sicherstellen, dass du mich verstehst und meine Entscheidungen nachvollziehen kannst – sodass du das daraus mitnehmen kannst, was dich anspricht und dir in deinem Leben nützt.

In diesem Buch wirst du dazu angeregt mitzuarbeiten, d. h., es kommen immer wieder Passagen, in denen du dir einen Stift nehmen darfst, um die aufgeführten Fragen zu beantworten. Das ist meiner Erfahrung nach wichtig, um dir deiner Gedanken, Gefühle und Handlungen wirklich bewusst zu werden. Ich möchte dir ja meine Erkenntnisse nicht aufzwingen, sondern du sollst deine eigenen Erfahrungen machen. Deshalb nutze diese Chance und stelle dich den Fragen. Ich persönlich lerne am meisten dazu, wenn ich zum Nachdenken angeregt werde.

Dieses Buch ist so aufgebaut, dass ich am Anfang von meinen eigenen Erfahrungen schreibe, darauf folgen dann all die Tools, die ich mir im Laufe meiner Persönlichkeitsentwicklung angeeignet habe und für mich nutze. Zum Ende hin geht's dann ans Eingemachte. Und zwar folgt ein wissenschaftlicher Teil, der meine zuvor gesammelten und intuitiv für wahr erklärten Erkenntnisse untermauert.

Kopfwissen und Erfahrungswissen

Du weißt es eigentlich schon längst: Es gibt einen Unterschied, etwas »im Kopf zu wissen« oder es selbst mit Haut und Haar erfahren zu haben. Und genauso wird es mit den Informationen hier sein. Du trägst sie eine Zeit lang mit dir herum, bis irgendwann der Moment kommt, in dem es Klick macht, du einen Gedanken mit dem Herzen verstehst und ihn plötzlich umsetzen kannst. Nicht alle Erkenntnisse, nicht alles Wissen können wir sofort in unser Leben integrieren. Irgendwann ist dann Zeit, zum Handeln überzugehen. Und dieser Moment kommt von ganz allein. Ich teile hier meine Sichtweise auf die Welt, meine ganz persönliche Wahrheit. Wichtig ist, dass du nicht alles einfach annimmst, sondern dir dein eigenes Bild machst. Und dann deine Wahrheit lebst. Wie findest du diese heraus? Indem du auf deine innere Stimme hörst, auf deine Intuition (→ Seite 46 ff.). Frage dich: Womit gehst du in Resonanz? Wo spürst du, dass es für dich wahr ist? Wichtig dabei ist, dass du deine Aufmerksamkeit aufs Spüren anstatt aufs Denken legst.

Deine persönliche Wahrheit

Gerade in Zeiten von Corona hast du dich bestimmt auch gefragt, was denn jetzt *die* Wahrheit ist? Was soll ich denn jetzt glauben? Ich habe die Feststellung gemacht, dass jeder Mensch seine eigene Wahrheit in sich trägt.

Stelle dir eine Brille mit unterschiedlich gefärbten Gläsern vor. Je nachdem, welche Farbe deine Brillengläser haben, so siehst du die Außenwelt. Jemand, der eine Brille mit grünen Gläsern trägt, kann die Welt niemals so sehen wie jemand, der eine Brille mit gelben Gläsern auf der Nase hat. Deshalb macht es auch keinen Sinn, sich zu streiten. Seine Sicht auf die Welt und die Geschehnisse um uns herum ist durch seine Brillengläser anders als deine. Seine Wahrheit sieht anders aus. Du entscheidest selbst, welche Brillengläser du dir aufsetzt. Frage dich: Was sagt dir deine innere Stimme? Durch welche Brillengläser willst du gucken? Willst du die Welt durch Gläser sehen, die auf Angst und Schrecken blicken, oder durch Gläser, die viel Positives erkennen?

Meine Intention

Ich schreibe das Buch nicht, um zu belehren, denn ich bin mir bewusst, dass auch ich nicht »die Weisheit mit Löffeln gefressen habe«. Im Gegenteil: Ich bin für alle Tipps und Ideen aus meiner Umwelt, die mir zu mehr Gesundheit und Glück verhelfen, dankbar. Und ich bin mir sicher, dass jeder Mensch seinen eigenen individuellen Weg geht und dass wir uns dabei gegenseitig nur unterstützen können. Gehen darf jeder den Weg selbst. Außerdem schreibe ich das Buch nicht, um die derzeitige Schieflage unserer Welt zu vertuschen. Ich sehe die Entwicklung, die sich momentan zeigt, deutlich und klar. Vor allem erkenne ich, dass die Natur ins Ungleichgewicht geraten ist und nach Hilfe schreit. Wenn wir nicht aufwachen, zerstören wir unsere Lebensgrundlage.

So, wie wir im Inneren unsere körpereigenen Signale nicht wahrnehmen und weitermachen, bis Symptome entstehen und letztendlich dann eine Erkrankung, so behandeln wir im Außen die Natur, die eigentlich das Wichtigste ist, was wir haben. Sie ist unsere Grundlage, denn ohne sie können wir nicht atmen, uns nicht ernähren, nicht existieren.

Ich sehe, dass wir so, wie wir mit uns selbst und unserem Körper umgehen – niemals zuvor gab es trotz moderner Medizin und Technologie einen so hohen Krankenstand –, auch im Außen mit unserer Natur, mit Mutter Erde umgehen: Niemals zuvor gab es so viel Umweltverschmutzung, die sich aufs Klima auswirkt. Wenn wir so weitermachen, zerstören wir uns selbst, so wie eine Krebszelle den Körper angreift.

Ich kann die aktuellen Entwicklungen nicht mehr mit ansehen und möchte meinen Beitrag leisten, indem ich mit diesem Buch vielleicht einigen Menschen die Augen öffne. Ich wünsche mir, dass wir wieder Vertrauen zur Natur finden und sie so behandeln, wie man etwas behandelt, das man liebt. Im Kleinen hoffe ich, dass wir wieder Vertrauen in unseren Körper finden und mit uns selbst so umgehen, wie wir es verdient haben, damit der Körper aufblüht und rundum gesund ist. Im Großen wünsche ich mir, dass wir dieses Prinzip auch auf Mutter Erde anwenden.

Wenn wir nach dem Prinzip der Natur leben, dann brauchen wir niemanden mehr, der etwas von außen an uns heranträgt. Wir können auf die Signale unseres Körpers vertrauen, um dann an Stellschrauben zu drehen, die wieder zu einem Gleichgewicht führen, in dem wir optimal in Homöostase sind (das Gleichgewicht der physiologischen Funktionen).

Ich lasse jeden so sein, wie er ist, denn ich möchte meine Energie nicht damit verschwenden zu versuchen, Leute zu überzeugen, die (noch) gar nicht bereit sind oder einen anderen Weg für sich gewählt haben. Für mich sind alle anderen Meinungen okay. Ich möchte einfach nur meine Ansicht teilen und hoffe, damit den ein oder anderen zu berühren, der vielleicht gerade Hilfe braucht. Ich möchte dich einfach einladen aufzuwachen, umzudenken und wieder Verantwortung zu übernehmen. Dann nämlich wirst du erkennen, wie schön das Leben ist. Du wirst sehen, dass wir am Leben sind, um glücklich und gesund zu sein, dass wir am Leben sind, um es in vollen Zügen zu genießen, und dass wir am Leben sind, um unser eigenes Potenzial zu entfalten und nach außen zu tragen. Wir sind auf der Welt, um uns miteinander zu verbinden, im natürlichen Fluss des Gebens und Nehmens.

Macht Arztsein krank?

Ich war schon immer sehr am menschlichen Körper interessiert und wollte alles über Gesundheit und Krankheit wissen. Diese Neugier war mein persönlicher Antrieb, um Medizin zu studieren und schließlich Fachärztin für Allgemeinmedizin zu werden. Im Verlauf meiner Ausbildung habe ich gelernt, wie der menschliche Körper funktioniert. Gleichzeitig gab es einige Hürden, die ich nehmen durfte, um noch mehr über Gesundheit und Krankheit zu erfahren.

Ich habe mit 18 Jahren das Medizinstudium begonnen. Zu dieser Zeit war ich noch sehr unsicher in meiner Persönlichkeit. Damit meine ich: Ich wusste nicht, wer ich selbst war, hatte den Glaubenssatz, nicht genug zu sein, in mir und war bereit, alles zu geben, um anderen zu helfen. So habe ich mich immer an die Regeln gehalten und Höchstleistungen erbracht.

Das Studium war sehr verschult und durchgetaktet. Es gab viele Prüfungen, in den Semesterferien Pflegepraktikum und Famulatur und nachts nebenbei die Versuche im Labor für die Doktorarbeit. Da blieb keine Zeit zum Nachdenken. Die Ausbildung funktionierte nach alter Schule – über Druck. Ich war zu der Zeit wenig reflektiert und sehr empfänglich dafür, sodass ich mich die meiste Zeit meines Studiums in Angst wiederfand. Es gab damals noch keine Kurse zum Thema Stressbewältigung oder Selbstwahrnehmung. Wir lernten also nicht, auf den Körper zu hören. Stattdessen bekämpften wir die Signale und fanden Ausgleich im Alkoholrausch am Wochenende. Ich hätte mir einen persönlichen Ansprechpartner gewünscht, mit dem ich über meine Ängste hätte sprechen können, denn die waren groß. Nicht ohne Grund hatte ich während der gesamten Studentenzeit Schwindel, der mir einerseits Angst machte und den ich andererseits verheimlichte, weil es mir peinlich war.

Im Nachhinein weiß ich, dass es psychosomatischer Schwindel war. Teilweise war es so schlimm, dass ich ungern vor die Tür ging. Ich wusste damals nicht, wie es weitergehen sollte. Das, was mir im Studium vermittelt wurde, verschaffte mir den Eindruck, dass man als Arzt nicht krank sein durfte. Und schon gar kein Hypochonder! Das wollte ich auf gar keinen Fall. Ich dachte, dass etwas mit mir nicht stimmte, wusste aber nicht, was es war.

In der Facharztausbildung wurden die körperlichen Beschwerden schlimmer. Zu dem Schwindel kam Migräne hinzu. Ich war damals im Bereich der Inneren Medizin tätig. Als ich in der Notaufnahme arbeitete, hatten wir mitunter 24-Stunden-Schichten. Wer das nicht kennt, kann sich die psychische und körperliche Belastung dieser Dienste nur schwer vorstellen. Es war ständig so viel zu tun, dass ich permanent überfordert war.

Mir machte die Arbeit auf der Notaufnahme zwar großen Spaß, denn es gefiel mir, Patienten in Not zu helfen und wie ein Detektiv auf der Suche nach der Ursache der Beschwerden zu sein. Was mich aber überforderte, war die beinahe unzumutbare Anzahl von Patienten. Anstatt einen Patienten ordentlich aufzunehmen, zu befragen, zu untersuchen und eine Diagnose zu stellen, wurde ich ständig unterbrochen. Als einziger diensthabender Arzt in der Inneren Medizin auf der Notaufnahme war ich Ansprechpartner für alle: Telefon, neue Notfälle, Angehörigengespräche, Anfragen von Schwestern auf den anderen Stationen, Anfragen von auswärtigen Ärzten, dazu noch Versorgungsprobleme (also Dinge, die die Sozialarbeiter mir normalerweise abnehmen sollten). Obwohl ich wirklich immer mein Bestes gab, ging ich doch mit einem schlechten Gefühl nach Hause, weil ich dachte, nicht genügend Zeit für alle Patienten gehabt zu haben. Dabei hatte ich mir während meiner 24-Stunden-Dienste häufig nicht mal eine klitzekleine Pause fürs Essen oder Trinken genommen. Ständig hatte ich aufgrund des permanenten Zeitmangels somit das unterschwellige Gefühl, eine Versagerin zu sein, da ich nach meinen Maßstäben nie alles geschafft hatte. In direkter Konsequenz war ich in meinen Augen häufig nicht die Ärztin, die ich sein wollte.

Ich bin sehr empathisch und verständnisvoll. Zu meinen Werten gehören Respekt, Toleranz und Höflichkeit. Mit zunehmender Arbeitsbelastung und Stress wurde ich hart und konnte meine Empathie nicht mehr spüren.

Gleichzeitig stellte ich mir häufig die Sinnfrage: Wozu habe ich Medizin studiert? Ich wollte doch den Menschen helfen.

Oft ging ich nach einem langen anstrengenden Tag trotzdem unzufrieden nach Hause, weil ich mir für Patienten nicht ausreichend Zeit hatte nehmen können. Dieses ungute Gefühl versuchte ich, mit einem Glas Wein und einer Zigarette zu betäuben. Danach fühlte ich mich häufig noch schlechter, da ich als Ärztin Tabak und Alkohol grundsätzlich ablehnte. Mir wurde langsam bewusst, dass irgendetwas nicht richtig lief. Aber ich konnte mich aus dieser Situation damals nicht befreien. Also ging es weitere drei Jahre so. Warum? Weil ich mir nicht die Zeit nahm, darüber nachzudenken, wie ich meine Situation verändern konnte. Und weil ich noch nicht die persönliche Reife besaß, mich für einen anderen Weg zu entscheiden. Ich war blockiert und fühlte mich gefangen in einem System, in dem ich nicht sein wollte. Erst später wurde mir klar, dass es zum großen Teil meine eigenen Glaubensvorstellungen waren, die mich einschränkten – etwa der Glaubenssatz, nicht genug zu sein und es allen recht machen zu müssen, wobei ich mich selbst völlig vergaß.

Diese Zeit war die schrecklichste meines Lebens. Das wusste aber niemand, weil ich Angst vor Ablehnung hatte und es nicht zugeben konnte. Wenn ich das zugegeben hätte, dann hätte ich mich als Versagerin gefühlt, und das wollte ich mir nicht eingestehen. Ich wollte auf keinen Fall Schwäche zeigen. In der Schule und auch später im Studium hatte ich gelernt, die Zähne zusammenzubeißen, mich anzustrengen und auf keinen Fall aufzugeben, komme, was wolle.

Reflexion und Erkenntnis

Aufgewacht aus diesem Albtraum bin ich, als ich mir das erste Mal in meinem Leben eine Auszeit genommen habe. Zunächst hat das natürlich keiner in meinem Umfeld verstanden, aber ich wusste, dass ich diese Zeit für mich brauchte. In dieser Zeit habe ich mich nur mit mir selbst beschäftigt, habe alles hinterfragt: mein Studium, meinen Job, meine Familie, das System. Ich zog mich von allem zurück und hörte in mich hinein. Und das war das Beste, was mir passieren konnte.

In dieser Zeit merkte ich, dass ich selbst es war, die sich das Leben schwer machte. Nicht meine Eltern, die Schule, das Studium oder die Facharztausbildung. Ich selbst hatte den Glaubenssatz, nicht genug zu sein, verinnerlicht.

Ich begann, mich zu befreien, mich aus der Opferhaltung zu lösen und wieder die Verantwortung für mich, mein Leben und meinen Veränderungsprozess zu übernehmen. Ich lernte wieder, auf die Signale meines Körpers zu hören, stoppte automatisch all die Dinge, die mir und meinem Körper schadeten, und kümmerte mich um mich und meine eigene Gesundheit. Ich kämpfte nicht mehr gegen mich selbst an.

In der Zeit merkte ich auch, dass ich mich selbst am besten verstehen und heilen konnte. Denn nur ich selbst wusste, was gut für mich war. Ich beschäftigte mich intensiv mit Persönlichkeitsentwicklung. Ich wollte erst mal herausfinden, worauf es mir im Leben wirklich ankommt bzw. was mir guttut, denn das hatte ich vor lauter Selbstaufgabe völlig vergessen. In dieser Zeit entdeckte ich die Traditionelle Chinesische Medizin, durch die ich wieder lernte, die Rhythmen der Natur wahrzunehmen, ganz genau auf meinen Körper zu hören und mich wertzuschätzen und gut zu behandeln. Ich blühte auf einmal auf, weil ich nach den Signalen meines Körpers lebte und verstand, dass er mit mir zusammenarbeitete, mit mir kommunizierte und ich nicht gegen ihn arbeiten musste. Ich fing an, eine Idee davon zu bekommen, dass das Leben einfach sein konnte, wenn ich anfing, meinen Körper zu verstehen. Ich musste einfach nur leise genug sein, um die Signale zu hören.

Seitdem brauchte ich nicht ständig Leute um Rat zu fragen, sondern ich befragte einfach mich selbst. Ich habe alles zur Traditionellen Chinesischen Medizin aufgesogen und mich selbst behandelt, wodurch meine Migräne verschwand. Auch in meinem Bekannten- und Freundeskreis habe ich meine Kenntnisse eingesetzt und erstaunliche Erfolge erzielt. Gleichzeitig war mir von Anfang an klar, dass ich für Notfälle und akute Medizin immer auf die Schulmedizin zurückgreifen würde. Gestärkt durch die neuen Impulse setzte ich meine Facharztausbildung schließlich mit einer ganz anderen inneren Einstellung fort und beendete diese schließlich erfolgreich nach insgesamt sechs Jahren ärztlicher Tätigkeit.

Meine Vision ist es heute, ein größeres Bewusstsein für das Thema Arztgesundheit in der Bevölkerung zu schaffen. Folgende Punkte sind mir dabei besonders wichtig:

✖ Ich möchte, dass Ärzte anerkennen, dass sie auch mal krank sein dürfen und dass das keine Schwäche ist.

✖ Ich wünsche mir, dass Ärzte lernen, auf ihren Körper zu hören, die Bedürfnisse wahrzunehmen, zu erfüllen und für sich zu sorgen.

✖ Ich möchte, dass Ärzte lernen, Pausen zu machen, damit sie besser mit dem steigenden Druck in der Arbeit umgehen können.

✖ Ich wünsche mir, dass sich statt Konkurrenzkampf ein Zusammenhalt in der Ärzteschaft entwickelt, ein Miteinander und eine gegenseitige Fürsorge.

All das ist möglich! Es geht darum, in die Selbstermächtigung zu kommen und nicht länger das zu erfüllen, was uns von der Klinikleitung oder der Politik gesagt wird. Wir dürfen uns selbst für unsere Gesundheit und unsere Zukunft einsetzen. Durch Achtsamkeit, Fokussierung und zum Beispiel Präventionsprogramme können wir wieder zu gesünderen Ärzten werden, die acht auf sich selbst geben und wieder als Vorbild für unsere Patienten fungieren. Während meiner Zeit der Reflexion und der Persönlichkeitsentwicklung habe ich gemerkt, dass es keinen Sinn macht, passiv abzuwarten, was passiert. Es wird niemand mit einem Zauberstab kommen, um uns zu retten. Wir müssen aufstehen und uns gemeinsam starkmachen für mehr gesunde Ärzte – Healthy Docs. Gleichzeitig habe ich festgestellt, dass es nicht nur Ärzte betrifft. In allen sozialen Branchen arbeiten Menschen bis zum Ausgebranntsein. Im Folgenden möchte ich näher darauf eingehen, warum das so ist.

Sackgasse Helfermentalität

In keinem anderen Bereich verkaufen sich so viele Menschen unter Wert wie im sozialen. Lange Zeit habe ich mich gefragt, warum Mediziner (oder auch Mitarbeiter in anderen sozialen Berufen wie z. B. Pfleger, Sozialarbeiter usw.) das mit sich machen lassen. Klar, Gesundheit ist das höchste Gut, und man kann die Arbeit am Menschen nicht mit Büroarbeit vergleichen, vor allem deshalb ist ein Verweigern oder Nicht-Antreten des Dienstes aus moralischer Sicht nur schwer zu rechtfertigen. Trotzdem ist mir aufgefallen, dass ein Großteil des medizinischen Personals seine eigenen Bedürfnisse weder erfüllt noch wahrnimmt. So bin ich auf das Thema Arztgesundheit gestoßen, und mir ist klar geworden, dass viele Mitarbeiter im medizinischen System eine besondere Persönlichkeit haben. Ich möchte hier nicht den Eindruck erwecken, dass ich von einer in Stein gemeißelten Tatsache spreche. Vielmehr geht es mir um meine eigenen Erfahrungen und Eindrücke, die ich im Laufe meiner mittlerweile 35 Jahre im Kontakt mit anderen Menschen gesammelt habe.

Der Begriff »Helfersyndrom« geht auf den Psychoanalytiker Wolfgang Schmidbauer zurück, der bereits 1977 in seinem Buch »Hilflose Helfer« davon berichtete. Ein vom Helfersyndrom Betroffener ist mit seiner Aufmerksamkeit nicht bei sich selbst, sondern bei den Befindlichkeiten seiner Mitmenschen. Wenn er einem Kranken hilft, geht es ihm besser. Das Helfen bzw. Gebraucht-werden-Wollen wird zur Sucht. Laut dem Modell von Schmidbauer hat ein vom Helfersyndrom Betroffener ein geringes Selbstwertgefühl und ist auf seine Helferrolle fixiert. Die Hilfsbereitschaft geht bis zur Aufopferung und Vernachlässigung der eigenen Gesundheit, Hobbys, Familie und Freunde. Dadurch kann es zum Burn-out oder zur Depression kommen. Zu den Risikogruppen zählen die genannten Personen, die dann gehäuft zur entsprechenden Berufswahl greifen. Den Persönlichkeitsstrukturen liegen häufig biografische Erfahrungen zugrunde, die den Eigenwert des Betroffenen infrage stellen.

Menschen mit einer Helfermentalität wählen aus folgendem Grund häufig unterbewusst einen Helferberuf: Wenn sie immer nur bei den Bedürfnissen der anderen sind, müssen sie ihre eigenen »Themen« nicht sehen, es erlaubt ein »Ausblenden« der eigenen »Baustellen«.

Das Bedürfnis zu helfen ist grundsätzlich etwas Positives und ein natürlicher und gesunder menschlicher Wert. Das gilt auch dann, wenn zeitweilig eigene Interessen hintangestellt werden. Es gilt, eine gesunde Balance zwischen Geben und Nehmen zu entwickeln und beim Helfen auch die eigenen Wünsche, körperlichen Bedürfnisse und Grenzen sowie auch den Nutzen und die Bedürfnisse desjenigen, dem man Hilfe zukommen lässt, zu beachten. Verliert der Helfende das Bedürfnis des anderen wie auch seine eigenen Wünsche, Ziele und körperlichen Grenzen aus dem Blick und hilft vor allem deshalb, um die eigene Person aufzuwerten, wird sein Helfen pathologisch.

Während solidarische Hilfe sich am Nutzen des Hilfeempfängers orientiert, ist pathologische Hilfe auf unbewusste psychologische Bedürfnisse des Helfers ausgerichtet.[2] Meist wird das Muster, sich von der Anerkennung durch andere abhängig zu machen, bereits in der Kindheit erlernt. Betroffene halten sich nur dann für liebenswert und wertvoll, wenn sie sich opfern und dafür Bestätigung durch andere bekommen und so eine Aufwertung ihres Selbst erfahren (Märtyrerrolle). Dabei verlernen sie, ihre eigenen Wünsche, Bedürfnisse und körperlichen Grenzen zu sehen wie auch selbst Hilfe anzunehmen.[3] Ein wirksamer Helfer, im Sinne eines reifen und partnerschaftlichen Verhaltens, wird dem Opfer

»nur« zur Selbsthilfe verhelfen. Falls notwendig, wird er das Opfer auch aus der Schusslinie nehmen, aber ihm immer nur so weit Hilfe geben, bis die Person sich wieder selbst helfen kann.

Das Thema Arztgesundheit rückte erst im Jahre 2017 durch eine Fortbildung der Ärztekammer zu diesem Thema, die von Herrn Professor Dr. med. Braun und Herrn PD Dr. Langs gehalten wurde, in meinen Fokus. Den Begriff der Arztgesundheit gibt es noch gar nicht so lange, und im Internet ist nicht viel dazu zu finden. Daraus leite ich ab, dass die Begrifflichkeit erst in das Bewusstsein der Menschen rücken muss. Das kann etwas Zeit in Anspruch nehmen. Meines Erachtens ist das Thema sehr wichtig. Denn die Ärzte befinden sich nach wie vor in einer Schlüsselposition und erfüllen eine Vorbildfunktion. Deshalb stellen sie bildlich gesehen die Wurzel dar. Wenn die Wurzel einer Pflanze nicht gesund ist, kann die ganze Pflanze nicht gesund sein. Deshalb ist es so unglaublich wichtig, an der Wurzel anzusetzen und den Ärzten wieder zu mehr Gesundheit zu verhelfen, damit wir alle davon profitieren.

Ich habe bei einigen Ärzten (und auch anderem medizinischem Fachpersonal) besondere Persönlichkeitsmerkmale festgestellt, die gehäuft auftreten:

- ✖ Hoher Selbstanspruch
- ✖ Perfektionismus
- ✖ Hohe Leidensbereitschaft
- ✖ Mangelnde Selbstwahrnehmung und Selbstfürsorge
- ✖ Ausgeprägte Empathie und fehlende Abgrenzung
- ✖ Großes Verantwortungsgefühl
- ✖ Neigung zu schlechtem Gewissen und Schuldgefühle

Die Kombination dieser Eigenschaften in Verbindung mit den immer höher werdenden Anforderungen der Arbeit führt dazu, dass Ärzte anfällig dafür sind, sich selbst nicht wahrzunehmen und sich für andere aufzuopfern. So sind sie wenig bei sich und ihren eigenen Bedürfnissen, dafür mehr im Außen und bei den Bedürfnissen der anderen. So verlieren sie das Gefühl zum eigenen Körper, d. h. sie akzeptieren die eigenen Bedürfnisse nicht, sondern kämpfen dagegen an. Sie haben nicht gelernt, die körpereigenen Signale wahrzunehmen, und sind viel zu sehr im Kopf. Das führt dementsprechend schneller zur Selbstaufgabe, einer Verausgabung der eigenen Kräfte und damit zum Burn-out. Dieser Prozess wird durch die aktuelle Situation des Fachkräftemangels noch verstärkt.

Verstaubte Strukturen

Schwierigkeiten, vor denen wir Mediziner stehen, sind die alten Glaubenssätze, die als ungeschriebene Gesetze in den Kliniken von Generation zu Generation weitergegeben wurden: Der Mythos vom unverwundbaren Helfer ist so tief verankert, dass wir ungern Schwäche zeigen. Gerade die eigene Verwundbarkeit ist ein schambehaftetes Thema. Dazu kommt, dass in Zeiten des Fachkräftemangels nur ungern Kollegen »im Stich« gelassen werden. Daher gehen wir Ärzte lieber krank zur Arbeit, um die Versorgung aufrechtzuerhalten. Genau diese Verhaltensweise wurde uns bereits im Studium eingeimpft, denn wer Fehlzeiten durch Krankheiten hatte, musste das Semester wiederholen.

Wir wurden also so »erzogen«, in dem System wie »fleißige Ameisen« zu funktionieren. Es gab weder Kurse noch Vorgesetzte, die uns lehrten, auf uns selbst und unsere eigene Gesundheit zu achten. Im Gegenteil: Wir wurden konsequent geschult, die Bedürfnisse und Probleme der Patienten wahrzunehmen, um dann eine Hilfestellung anzubieten. Dieser einseitige Fokus führte dann weitergehend dazu, dass wir unsere eigenen Bedürfnisse vernachlässigten. Meines Erachtens fehlt im Studium die Basis: die Selbstfürsorge. Nur derjenige, der seine eigenen Bedürfnisse kennt, sie beachtet und sich versorgen kann, kann dann im nächsten Schritt anderen helfen.

Eine Herausforderung, vor der wir Mediziner stehen, ist die moralische Verpflichtung. Einem Hilfsbedürftigen steht aus moralischer Sicht Hilfe zu – das geht sozusagen vor. Da melden sich sonst ganz schnell das schlechte Gewissen und die Schuldgefühle. Und auch die eigene Verwundbarkeit spielt wieder eine Rolle: Ich möchte ja schließlich auch, dass mir geholfen wird, wenn ich in Not bin. So fällt es Medizinern oft leichter, andere Menschen zu versorgen, als die eigenen Bedürfnisse zu achten.

Eine weitere Schwierigkeit sind die psychischen Herausforderungen, die mit Krankheit und Tod verbunden sind. Diese Erlebnisse konfrontieren uns immer wieder mit dem menschlichen Verfall und der eigenen Vergänglichkeit.

Wenn diese Erlebnisse seelisch verarbeitet werden, sehe ich darin viel Potenzial zu persönlichem Wachstum. Oftmals ist für eine Reflexion weder Zeit noch ein Ansprechpartner da. Kein Wunder, dass sich bei diesen gefährdeten Helferpersönlichkeiten seelische Wunden psychisch oder körperlich bemerkbar machen. Da viele Ärzte die Signale des Körpers überhören und nicht auf ihre eigenen Bedürfnisse achten, bedienen sie sich schnell mal der ihnen ständig verfügbaren Medikamente, um die Symptome zu bekämpfen – damit sie wieder funktionieren können. Sie diagnostizieren und behandeln sich selbst und gehen ungern zu Kollegen, weil sie auch hier die eigene Schwäche nicht zugeben möchten und nicht als Simulant wahrgenommen werden wollen.

Es gibt also niemanden, der sie krankschreibt oder nach Hause schickt. Denn als Kollege bist du heutzutage bei bestehender Arbeitsbelastung zum Schutz der eigenen Gesundheit darauf angewiesen, dass jede Arbeitskraft anwesend ist. Es gibt keine Definition von »unfit to work«. Leider gibt es auch kein positives Vorbild, denn alle Vorgesetzten tragen dieselben Glaubenssätze in sich. Vor lauter Schuldgefühlen wird also lieber Rücksicht auf Kollegen und Patienten genommen und die eigene Gesundheit missachtet. So ist es kein Wunder, dass Ärzte ungesund leben und aufgrund der Selbstaufopferung Süchte entwickeln. Bedürfnisse, die den ganzen Tag unterdrückt werden, fordert der Körper dann in Ruhephasen im extremen Maße ein. Arbeit wird mit Verzicht und Selbstaufgabe verknüpft, was dazu führt, dass der Körper sich in der freien Zeit das nimmt, was gefehlt hat. Wenn z. B. Entspannung mit Alkohol und Rauchen verknüpft ist, kommt es zu vermehrtem Alkoholkonsum und Rauchen. Ebenso häufige Themen sind Erschöpfung wie Burn-out. Das hängt mit der Vernachlässigung der eigenen Bedürfnisse zusammen, hat aber auch noch andere Komponenten, die in der heutigen Zeit zugenommen haben:

✖ Die mangelnde Wertschätzung der psychisch und körperlich anstrengenden Arbeit führt zu Frust beim medizinischen Personal. In Deutschland haben wir zurzeit eine Arzt-und-Krankenhaus-Flat-Rate-Mentalität. Die Menschen haben keinerlei Überblick über die Kosten. Das führt dazu, dass in den Köpfen der Anspruch wächst, jederzeit direkt bedient zu werden. Wenn man sich in diese Perspektive versetzt, ist das nachvollziehbar, denn die Medien suggerieren diesen Zustand.

✖ Der demografische Wandel in Verbindung mit altersbedingten Erkrankungen und dem gleichzeitig bestehenden

Ärztemangel führt zu einer zunehmenden Patientenzahl, wodurch der Druck im System steigt.

✖ Die Privatisierung der Kliniken führt zu Einsparungsmaßnahmen mit gleichzeitiger Arbeitsverdichtung, was wiederum den Druck im System erhöht.

✖ Durch unsere Medien werden »Angstgedanken« verbreitet, was dazu führt, dass immer mehr Menschen direkt in die Notaufnahme kommen. Was fehlt, ist Aufklärung.

✖ Durch die zunehmende Bürokratie vermindert sich der Arzt-Patienten-Kontakt, was beim medizinischen Personal zu einer Sinnkrise führt.

Lösungsansätze

Wir als Mediziner haben die Chance, diese Situation zu nutzen und unser Schicksal selbst in die Hand zu nehmen. Wir können über das Thema sprechen. Damit meine ich keinen Jammerklub, sondern konstruktive Diskussionen zu den Themen mit lösungsorientierten Vorschlägen zur Verbesserung. Wir können die Aufklärung selbst angehen, also mit offenen Karten spielen, offen kommunizieren und unseren Patienten mehr Eigenverantwortung zurückgeben. Wir können Hilfe zur Selbsthilfe lehren, anstatt die Patienten in einer Abhängigkeit zu halten.

Wir können reflektieren – also statt mitzumachen, was seit Jahren »eben so gemacht wird«, können wir hinterfragen und neue Ideen einbringen. Wir können nach vorn blicken und aus unseren Fehlern lernen. Wir können eine Kultur der Wertschätzung und gegenseitigen Fürsorge einführen: Wir dürfen uns wieder wertschätzen und anerkennen, dass wir selbst die wichtigsten Menschen in unserem Leben sind. Wir können uns vom Mythos abkehren und dürfen Schwäche zeigen. Wir können lernen, wieder auf unseren Körper zu hören und die Signale wahrzunehmen, statt sie zu bekämpfen. Wir können herausfinden, was wir selbst eigentlich wollen und was unsere Grundbedürfnisse sind. Wir können lernen, uns abzugrenzen und Nein zu sagen, wenn eine Grenze erreicht ist. Wir können regelmäßige ungestörte Pausen einfordern. Wir können uns einen Mentor für psychisch herausfordernde Fälle und einen Hausarzt suchen. Durch Achtsamkeit, Meditation und Yoga können wir die Stressantwort des Körpers regulieren. Atemübungen, Bewegung an der frischen Luft und die gezielte Steuerung der Gedanken schaffen eine emotionale Distanz in krisenhaften Situationen. Mittlerweile bieten auch gewisse Krankenkassen Stressbewältigungskurse an – auch online (höre dazu auch gerne mal in meinen Podcast rein).

Wir können klare Vorgaben des Arbeitgebers bei Krankheit einfordern und Ideen für Maßnahmen zur Gesundheit am Arbeitsplatz einbringen (wie z. B. Gruppentraining zur Verbesserung der Stressbewältigung, Angebote für Prävention). Wir können Entscheidungen treffen, anstatt abzuwarten: Kaum etwas setzt den Körper stärker unter Stress als Kontrollverlust und das Gefühl, machtlos zu sein. Doch genau in dieser Position verharren viele und wünschen sich einen Zauber, der sie aus der Situation befreit.

Dabei hast du in jedem Augenblick die Wahl: Du kannst aus der Opferhaltung aussteigen, wieder Verantwortung übernehmen und aktiv werden. Anzufangen und einen Plan zu erstellen lässt positivere Gefühle frei als das Ausharren in der Opferhaltung.

Der Burn-out-Prozess im Klinikalltag

In letzter Zeit gibt es viele Berichte darüber, wie es heutzutage in einigen Krankenhäusern läuft. Ich habe es selbst miterlebt, und da ich nicht den Eindruck habe, dass sich die Zustände in den Klinken verbessern, möchte ich gern mal genauer auf die Situation eingehen. Ich habe vor einiger Zeit einen Spiegel-Artikel gelesen, der mich bis heute sehr bewegt. Es geht darin um eine junge Ärztin, die gerade in der Inneren Medizin auf der Notaufnahme angefangen hatte und von ihrem Klinikalltag berichtete. Insgesamt kommt rüber, dass sie überhaupt nicht zufrieden ist, schon der Titel sagt alles: »Was für eine Ärztin bin ich bloß geworden?«[4]

Aus meiner Sicht liest sich der Artikel auszugsweise wie einzelne Phasen eines Burn-out-Prozesses. Dieser ist in verschiedene Phasen gegliedert:

Phase 1: Freundlichkeit/(Über-)Idealismus

Phase 2: Überforderung (die meist nicht wahrgenommen wird)

Phase 3: Geringer werdende Freundlichkeit

Phase 4: Schuldgefühle

Phase 5: Vermehrte Anstrengung

Phase 6: Erfolglosigkeit

Phase 7: Hilflosigkeit

Phase 8: Hoffnungslosigkeit

Phase 9: Erschöpfung, Abneigung gegen Patienten,
Mitarbeiter

Phase 10: Burn-out-Syndrom mit Selbstbeschuldigung,
psychosomatischen Reaktionen und Fehlzeiten

Ich möchte diesen Prozess anhand des Artikels exemplarisch nachzeichnen. Der Name der Ärztin wird in dem Artikel übrigens nicht genannt, was dafür sprechen könnte, dass es ihr peinlich ist und/oder dass sie berufliche Nachteile fürchtet. Ich glaube, vielen Ärzten ist es unangenehm, Schwäche zuzugeben. Das kann ich vollkommen verstehen. Mir ging es ja auch jahrelang so. Ich freue mich einfach nur, dass sie sich überhaupt getraut hat, diesen Artikel zu veröffentlichen.

Als Erstes haben wir die Freundlichkeit (Phase 1): Es ist die Rede von einer jungen, optimistischen, enthusiastischen Ärztin, die frisch vom Studium kommt und eine gute Internistin werden will. Weiterhin schildert sie, dass sie nach einem Jahr Klinikalltag schon völlig desillusioniert ist.

Nach dem ersten Jahr geht es schon über in Phase 2, die Überforderung, die dann meist nicht wahrgenommen wird. Die junge Frau spricht von ihrem 24-Stunden-Dienst, der eigentlich ein Bereitschaftsdienst ist, in dem sie voll zu tun hat. Es ist nämlich so, dass sie nach dem regulären Arbeitstag als Stationsärztin noch bis zum nächsten Tag bleibt. Sie hat in dieser Zeit in der Notaufnahme sieben Patienten aufzunehmen, und gleichzeitig ist sie zuständig für mehrere Normalstationen mit über Hundert Patienten – und das wohlgemerkt als Berufsanfängerin. Da kann, glaube ich, jeder verstehen, dass sie damit überfordert ist. Diese Überforderung wird meistens auch zu spät wahrgenommen, denn erstens gibt es aufgrund des Personalmangels ja niemanden, der ihr helfen könnte, und zweitens könnte ich mir vorstellen, dass da ein Gefühl mitspielt von: Es muss doch gehen! Die Kollegen schaffen es doch auch! Stell dich nicht so an! Weiter spricht sie dann von einem ganz normalen Arbeitstag, an dem sie eine Notiz erhält, dass der Kollege krank sei. Sie hat also für 24 Patienten eine Stunde Zeit für die Visite.

Die junge Ärztin benutzt Worte wie »kämpft sich allein durch« und »hechelt sich durch die Visite«, was auch auf absolute

Überforderung hinweist. Gleichzeitig entsteht Frust, denn für ein nettes Wort oder den Kontakt zu den Patienten bleibt kaum Zeit.

Und bei einem Notfall auf Station (EKG-Veränderungen im Sinne eines Herzinfarktes) bekommt sie keinen Oberarzt zu fassen, weil gerade keiner Zeit hat. Hier hört man die Hilflosigkeit heraus: »Irgendwer muss mir doch helfen können?« Nicht einmal die Schwestern kann die Frau fragen, denn die sind auch knapp besetzt und noch beim Waschen der Patienten. Die Betroffene ergreift die Initiative und bringt den Patienten allein auf die Überwachungsstation. Sie benutzt Begriffe wie »abschieben«, das zeigt, dass sie Schuldgefühle entwickelt hat, also dass sie gern geholfen hätte, aber es in dem Moment als Anfängerin nicht allein konnte.

Nun kommen wir auch schon in Phase 3 der geringer werdenden Freundlichkeit. Die Ärztin schreibt, dass auf der Station Angehörige auf sie warten, weinen und mit ihr über Patienten sprechen wollen – an und für sich sehr wichtige Gespräche, wofür sie aber überhaupt keine Zeit hat, denn Visite und Notfälle haben Priorität.

Und nun zu Phase 4, den Schuldgefühlen: Die junge Frau schließt sich im Arztzimmer ein und weint. »Was für eine Ärztin bin ich geworden?« Keine Zeit mehr für Arzt-Patienten-Kontakt. Keine Zeit für Angehörige. Keine Zeit mehr für zwischenmenschliche Beziehungen. All das, was wesentlich zur Gesundung beiträgt, bleibt auf der Strecke. Weiter schreibt sie, dass sie die fleißig mithelfende Studentin, die noch im Lernprozess ist, bei Fragen immer wieder auf morgen vertröstet. Somit wird auch die Weiterbildung vernachlässigt. Und auch hier merkt man wieder die Schuldgefühle.

Jetzt kommen wir zu Phase 5 und 6, also vermehrter Anstrengung und Erfolglosigkeit. Bei der Visite fragt der Chef, warum ein

94-jähriger Patient noch nicht entlassen sei (dieser Patient hatte Schmerzen und konnte noch nicht allein nach Hause zurück).

Die Ärztin schreibt: Es geht nicht darum, gute Medizin zu machen, sondern viele Patienten durchzuschleusen und gute Zahlen zu bringen. Hier entsteht das Gefühl der Sinnlosigkeit und die Einschätzung, dass ihre Anstrengungen und Bemühungen umsonst sind.

Und es kommt zur 7. und 8. Phase der Hilflosigkeit und Hoffnungslosigkeit. Sie schreibt:»Irgendwer muss mir doch helfen?«

Ein Kollege gibt ihr den Tipp, ihren Idealismus aufzugeben und sich ein dickes Fell zuzulegen. Das entspricht aber nicht ihrer Persönlichkeit, denn sie schreibt, dass sie es schrecklich findet, wenn sie bei den Aufnahmeuntersuchungen einfach die Fußpulse nicht tastet, weil für An- und Ausziehen keine Zeit da ist. In dieser Phase der Hilf- und Hoffnungslosigkeit befindet sich unsere junge Kollegin und überlegt, was sie tun soll.»Ist es das wert?« Sie suche einen Kompromiss, bei dem sie ihre Ideale nicht aufgeben muss. Sie liebe ihren Beruf, will aber weder Gesundheit noch Privatleben opfern.

Dieser Artikel spiegelt auch aus meiner Erfahrung und den Schilderungen anderer Kollegen und Kolleginnen sehr gut die Situation wider, wie es heutzutage in einigen Kliniken abläuft.

Gerätemedizin und Ökonomie

Heute kann ich ganz gut benennen, was mich in der Klinikzeit frustriert hat: Durch die zunehmende Technisierung wird die Schulmedizin teilweise zu einer reinen Gerätemedizin. Oft konnte ich trotz ausgeklügelter Diagnostikmethoden den Menschen nicht helfen. Ich war damals in der Chirurgie tätig. Ob ich nun da war oder nicht, es wurde doch jedes Wehwehchen zum Röntgen, MRT oder CT geschickt, was dann teilweise überhaupt keine Konsequenzen hatte. Den Patienten ging es dadurch nicht besser. Es geht hier nicht um Traumata oder Frakturen, die natürlich in der Akutmedizin direkt diagnostiziert und behandelt gehören, es geht hier um kleine Beschwerden, die jeder mal hat, die aber auch durch eine MRT-Diagnostik nicht besser werden. Und das frustrierte mich sehr. Der Sinn fehlte. Die für die Gesundung so wichtige Arzt-Patienten-Beziehung blieb auf der Strecke. Das heutige System wird den Anforderungen vor Ort nicht gerecht. Durch den demografischen Wandel kommt es zu immer mehr Patienten mit immer komplexeren Krankheitsbildern. Bei gleichzeitig bestehendem Fachkräftemangel (besonders auf dem Land) steht das medizinische Personal zunehmend unter Druck und wird zunehmend in die Situation gebracht, immer mehr zu hetzen und nicht genug Zeit für den einzelnen Patienten zu haben. Das Ganze mündet dann in einer reinen Symptombehandlung. Die wahre Ursache schlummert aber weiter im Tiefen vor sich hin, um dann in den nächsten zwei Wochen durch ähnliche oder andere Symptome wieder auszubrechen.

Im Nachhinein habe ich gemerkt, dass ich eine gewisse Sensibilität besitze, die in dem System der ökonomisierten Medizin keinen Platz hat. In den Kliniken geht es teilweise hart und geschäftsmäßig zu. Ich kann nur davon sprechen, was ich erlebt habe. Das hat mir nicht gutgetan. Ich habe damals meine eigenen Bedürfnisse zurückgestellt und mich selbst »krank gemacht«. Ich glaube, dass viele andere Ärzte und Pfleger auch sehr unter den Bedingungen leiden. Meines Erachtens sollte eine Atmosphäre geschaffen werden, in der Arzt und Patient gesund werden und bleiben können, in der statt Stress Ruhe herrscht und in der Gesundheit entstehen kann.

Die Traditionelle Chinesische Medizin (TCM)

Ich möchte hier einen kleinen Einblick geben, wie ich zur TCM gekommen bin und sie zum Nutzen meiner Patienten mit der Schulmedizin verbinde. In der reinen Schulmedizin hat mir etwas gefehlt. Oftmals kamen Patienten mit Befindlichkeitsstörungen, die ich so nicht einordnen und daher nur unzureichend behandeln konnte. Für diese Befindlichkeitsstörungen wie beispielsweise Stuhlunregelmäßigkeiten oder Juckreiz gibt es in der Schulmedizin keine Therapieansätze. Oftmals werden Patienten dann als »gesund« nach Hause entlassen, weil laborchemisch und untersuchungstechnisch nichts zu finden ist. Das frustriert beide Seiten. Mein Patient stellt sich selbst infrage, nimmt den Gedanken an, »er bilde sich seine Symptome bloß ein«, und beginnt daraufhin, an seiner Selbstwahrnehmung zu zweifeln. Das Vertrauen in den eigenen Körper bröckelt.

STOPP! Wenn wir unseren Patienten wirklich helfen wollen, dann sollten wir sie in ihrer Selbstwahrnehmung und Eigenverantwortlichkeit schulen, damit sie langfristig gesund bleiben und unabhängig werden. Und genau hier setzt die Traditionelle Chinesische Medizin an. Befindlichkeitsstörungen können anhand Anamnese und Diagnostik benannt und behandelt werden. Es gibt eine Erklärung für jegliches Unwohlsein. Der Patient fühlt sich ernst genommen und verstanden und kann selbst lernen, wie er in Zukunft solche Situationen eigenständig angeht.

Chinesische Medizin behandelt, damit der Körper nicht zu sehr ins Ungleichgewicht kommt. Bei Krankheiten, die die westliche Medizin behandelt, ist es meist schon zu spät, d. h. das Ungleichgewicht ist schon so stark, dass eine Krankheit entstanden ist. Im Rahmen der TCM werden also die eigene Wahrnehmung und damit die Selbstverantwortung geschult. Wenn die Menschen verstehen, wie der Körper funktioniert, können sie besser mit ihm zusammenarbeiten. Sie bekommen ein Gefühl dafür, was ihnen guttut und was nicht, damit sie dem nächsten Ungleichgewicht früher entgegensteuern können.

>*»Handle, bevor die Dinge da sind. Ordne sie,*
>*bevor die Verwirrung beginnt.«* [5]
>
> Laotse

Das Medizinsystem hier bei uns im Westen ist das System der naturwissenschaftlichen Schulmedizin. Es ist das an den Universitäten gelehrte und in den meisten Praxen ausgeübte System. Es ist mehrere Hundert Jahre alt, ein wesentlicher Mitbegründer war im 19. Jahrhundert der Arzt Rudolf Virchow, der Krankheiten auf die kleinste bekannte Ebene zurückführte, nämlich die Zelle. Durch das Sezieren verstorbener Menschen im Krieg wurde der menschliche Körper aufs Genaueste untersucht, und es entstand die Anatomie. Der Körper wurde als komplexe Maschine dargestellt, die aus verschiedenen Einzelteilen besteht. Diese Einzelteile hatten Normwerte, die mit abweichenden Werten von erkrankten Menschen verglichen wurden. Eine schulmedizinische Diagnose wurde gestellt, wenn die subjektiven Symptome des Patienten in einen objektiv messbaren Wert überführt und dargestellt werden konnten. Dafür standen diverse gut ausgeklügelte medizinische Apparate zur Verfügung. Mit der industriellen Revolution ermöglichten fortschreitende technologische Entwicklungen ein immer breiteres Verständnis der Strukturen des Körpers und seiner physiologischen, biologischen und genetischen Funktion. Das Weltbild ist anatomisch-mechanisch, und es wird davon ausgegangen, dass das Verstehen und Manipulieren einer kleinen Einheit der richtige medizinische Ansatz ist. Die naturwissenschaftliche Medizin hat große Leistungen für die Gesundheit der Welt erbracht. Der finanzielle und wissenschaftliche Aufwand stellt unser Gesundheitssystem allerdings vor große Probleme. Gleichzeitig wächst die Zahl der chronischen Krankheiten, denen diese Medizin nur unzureichend helfen kann.

Die TCM ist eine über 2000 Jahre alte gut überlieferte Wissenschaft. Sie ist ein gut etabliertes System aus Wissen und praktischer Erfahrung, in dem über Jahrhunderte gesammelte empirische Beobachtungen mit daoistischen Theorien verknüpft wurden.

Die Vorstellungen der chinesischen Physiologie sind stark dadurch charakterisiert, dass anatomische Sektionen im alten China verboten waren. Daher beruhen die Erkenntnisse auf genauesten Beobachtungen von Funktionen, die durch naturphilosophische Hypothesensysteme verknüpft waren.

Manches an diesem System der chinesischen Medizin erscheint vom westlichen Wissensstand aus zunächst unverständlich – aber gerade durch die Konzentration auf die Betrachtung von Funktionen entstand auch eine Verfeinerung und Vertiefung der vorhandenen Beobachtungsmöglichkeiten. Das Modell der TCM ist in sich logisch und befähigt den Arzt, Symptome zu klassifizieren, Diagnosen zu stellen und Therapien vorzunehmen. Die chinesischen Ärzte der Antike sahen in ihrem naturphilosophisch orientierten daoistischen Weltbild[6] den Menschen als Bestandteil der Natur in einer intensiven Wechselbeziehung zu seiner Umwelt. Die Natur befindet sich im ständigen Wandel, in fortwährender Bewegung, Veränderung und Umwandlung. So verändert sich die Vegetation abhängig von den Jahreszeiten in immer wiederkehrenden dynamischen Zyklen. Ähnlich durchläuft der Mensch in seinem Leben periodische Entwicklungsphasen von der Geburt über Wachstum und Reifung bis zum Tod. Die TCM basiert auf fünf Säulen, die alle dieselben Grundlagen benutzen:

✖ Akupunktur
✖ Kräuterlehre
✖ Ernährungslehre
✖ Qi Gong (Bewegungs- und Atemtechnik)
✖ Tuina (Massagetechnik)

Es ist ein gutes frühes Beispiel für interdisziplinäre Medizin, denn diese einzelnen Therapieformen greifen ineinander. Gleichzeitig wird der Patient in Ernährungs- und Bewegungslehre mit einbezogen und geschult, sodass die Eigenverantwortlichkeit gefördert wird.

Yin und Yang

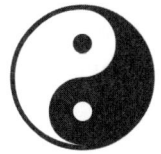

Ein wichtiges Grundprinzip, auf das alles zurückzuführen ist, ist die Polarität von Yin und Yang.

Yang (die weiße Fläche des Symbols) bezeichnet das Männliche, das Aktive, die Sonne, die Hitze, den Tag und die Erregung, es hat energetische Qualitäten, z.B. Bewegung, Yin (die schwarze

Fläche des Symbols) wird assoziiert mit dem Weiblichen, dem Mond, der Ruhe, dem Stillstand, der Dunkelheit, der Kälte, dem Empfangen und dem Nähren – es hat eher inaktive Qualitäten. Es sind zwar Gegensatzpaare, aber nichts ist absolut. Yang oder Yin, ihr Gegensatz ist eher relativ. Yin und Yang lösen einander in rhythmischem Wechsel ab, so wechselt Tag mit Nacht, Sommer mit Winter und Wachstum mit Verfall. Außerdem sind es Wechselbeziehungen, d. h. das eine kann nicht ohne das andere existieren, sie nähren einander und bilden ein dynamisches Gleichgewicht. So kann der Tag nicht ohne die Nacht sein, und es gibt keine Aktivität ohne Ruhe und keine Einatmung ohne Ausatmung. Sie wandeln sich ineinander, wechseln sich ab, wachsen in zyklischer und balancierter Art und Weise und erreichen einen ausgewogenen Zustand durch gegenseitige Kontrolle und Beeinflussung. Der Wechsel der Jahreszeiten illustriert dieses Konzept ganz gut. Außerdem besagt die Yin-und-Yang-Lehre, dass alle Lebewesen und Dinge jeweils einen gegensätzlichen Yin-Yang-Aspekt enthalten. So enthält jede Frau einen männlichen Anteil und jeder Mann einen weiblichen Anteil.

Insgesamt zeigt das Symbol von Yin und Yang diesen Zustand ganz schön. Sie wandeln sich ineinander um, und in jedem steckt ein Stück des anderen. Gesundheit wird als harmonisches Zusammenspiel von Yin und Yang aufgefasst und Krankheit als eine Störung des harmonischen Zusammenwirkens.

Qi

Das Qi ist die strömende Energie, die in jedem Lebewesen innewohnt. Im menschlichen Körper sammelt sich das Qi in den Organen und fließt auf sogenannten Leitbahnen (Meridianen), also unsichtbaren Verbindungen von Kopf bis Fuß. Solange ausreichend Qi vorhanden und der Fluss ungestört ist, besteht Gesundheit.

Jede Stagnation des Flusses der Lebensenergie führt zu Störungen der Lebensvorgänge und macht sich durch Körpersignale oder Symptome wie Schmerz bemerkbar. Vollständiger Stillstand des Qi-Flusses bedeutet den Tod. Nach chinesischer Vorstellung beruhen die meisten Erkrankungen auf Störungen im Fließen von Qi. Entweder liegt eine Fülle oder eine Schwäche der Lebensenergie in den Organsystemen und Meridianen vor. Auch eine Blockade oder Stagnation des Qi in den Meridianen ist möglich.

Durch das Setzen der Akupunkturnadeln an die richtigen Punkte auf den Meridianen kann die Energie wieder ins Fließen gebracht werden und damit wieder ein Gleichgewicht entstehen.

Unterschiede und Ergänzungen von »West und Ost«

Meines Erachtens gibt es vier wesentliche Unterschiede zwischen der westlichen und der chinesischen Medizin:

- ✖ Fachspezialisierung versus Ganzheitlichkeit
- ✖ Unterdrückung und Bekämpfung versus Beobachtung und Wahrnehmung
- ✖ Reparatur versus ständiges Austarieren und damit Ursachenbehebung
- ✖ Junges naturwissenschaftliches Gesundheitssystem versus altes empirisch-philosophisches Gesundheitssystem

In der westlichen Schulmedizin wird der menschliche Körper oftmals wie eine Maschine behandelt, die es gilt, wieder zum »Funktionieren« zu bringen. Für jedes Teil gibt es ein besonderes Fachgebiet, das sich ausschließlich auf einen Bereich spezialisiert. So werden »alte« oder »verschlissene« Teile ausgetauscht. Man kann die Krankenhäuser mit Automobilwerkstätten vergleichen: Wenn am Auto etwas nicht stimmt, wird es in die Werkstatt gebracht, um das defekte Teil zu ersetzen. Die volle Aufmerksamkeit gilt dabei der Reparatur. Signale des Körpers werden durch Tabletten unterdrückt. Die eigentliche Ursache bleibt im Dunklen, um nach einiger Zeit durch wiederholte Probleme erneut Aufmerksamkeit zu erregen.

In der TCM wird der Körper als komplexes Ganzes gesehen – und zwar in Verbindung mit der Psyche und der Umwelt. Hier liegt der Schwerpunkt nicht auf der Reparatur, sondern auf dem Beobachten der Veränderungen. Die TCM sieht Krankheit nicht als absolutes unwegsames Ereignis, das es zu bekämpfen gilt. Nichts ist absolut – Gesundheit und Krankheit sind vielmehr relative Zustände. Niemand ist absolut gesund oder absolut krank, in jedem Organismus gibt es gesunde und weniger gesunde Anteile. Es existiert das Bild eines Gleichgewichtes, das ständig ausbalanciert wird. Wenn hier ein Ungleichgewicht entsteht, das nicht behoben wird, entsteht ein Signal. Der menschliche Körper ist unglaublich intelligent. Keine Technik kann ersetzen, was die Natur erschaffen und die Evolution jahrzehntelang geprägt hat. Der Körper sendet diese drohende Dysbalance als eine Sinneswahrnehmung an die eigenen Zellen zurück. Dieses Signal wird entweder gehört und dann behoben (physiologischer, normaler Zustand) oder unterdrückt (wenn wir nicht in Kontakt mit unserem Körper sind).

Anstatt einen körperlichen Zustand zu bekämpfen, liegt der Fokus auf der Wahrnehmung, also dem Beobachten der aktuellen Situation und den Veränderungen unter der Behandlung. Dabei steht die subjektive Wahrnehmung des Patienten im Vordergrund. Die Gesetzmäßigkeiten, die in der Natur erkannt werden (Makrokosmos), gelten auch für den Menschen (Mikrokosmos). Dabei arbeitet der chinesische Arzt oft mit blumigen Bildern und macht die ärztliche Tätigkeit zu einer Kunstform. Es gibt keine Fachgebiete – alles (Körperempfindungen, Sinneswahrnehmungen, Emotionen, Beziehungen zur Umwelt und Mitmenschen) gehört zum System dazu und wird einbezogen. Die chinesische Medizin ist nicht nur ein System zur Behandlung von Krankheiten, sondern eine Philosophie, also eine Lebensschule. Ein bedeutender Satz lautet:»Das Qi, also die Energie, folgt der Aufmerksamkeit.«[7] Das Qi ist die Energie, die allem Lebendigen innewohnt. Die Aufmerksamkeit ist das Bewusstsein im Hier und Jetzt. Das Hier und Jetzt ist das Einzige, was wir wirklich besitzen und in dem wir wirklich etwas ändern können.

Wenn wir mit unserer Aufmerksamkeit bei Dingen sind, die uns nicht guttun, dann verstärken wir unser Unwohlsein. Wenn wir stattdessen mit unserer Aufmerksamkeit Dingen folgen, die uns wohltun, dann lenken wir unsere Aufmerksamkeit – und damit das Qi – auf den erwünschten Zustand. Dieses Gesetz können wir auf alle Lebensbereiche anwenden und damit einen entscheidenden Beitrag für unser Wohlbefinden leisten.

Vorteile von westlicher Medizin und TCM

Das System profitiert vom hohen technischen Standard. In Notfall- und Akutsituationen fungiert es als beste und schnellste Versorgung zur Lebenserhaltung. Durch wissenschaftliche Erhebungen von Daten können Ergebnisse objektiv dargestellt werden. Die TCM profitiert von der Ganzheitlichkeit. Alle Symptome werden mit in die Befunderhebung einbezogen – von Emotionen über Sinnesempfindungen bis hin zu Stuhlunregelmäßigkeiten. Alles hängt miteinander zusammen. Während die Schulmedizin den menschlichen Organismus in Körper, Geist und Seele aufteilt und ein somatisches von einem psychischen Kranksein unterscheidet, gibt es in der TCM keine Trennung von Körper, Geist und Seele. Als Patient lernt man seinen Körper besser kennen, die Wahrnehmung und damit die Eigenverantwortlichkeit werden geschult. Ich bringe meinen Patienten bei, wie sie aus einem Zustand des Ungleichgewichts wieder in einen Zustand des Gleichgewichts kommen, indem Kleinigkeiten im Alltag verändert werden. Während die westliche Medizin in Akut- und Notfallmedizin und allen operativen Fächern brilliert, ersetzt die Herangehensweise der TCM das fehlende Bruchstück in unserem heutigen Gesundheitssystem.

Chinesische Medizin beginnt schon bei Befindlichkeitsstörungen, die in der klassischen Schulmedizin keine Beachtung finden. Für diese Befindlichkeitsstörungen gibt es weder eine Berechtigung noch eine Herangehensweise. Dadurch kommt es zu Frust, unnötigen Klinikaufenthalten und Tabletteneinnahmen. Der Patient fühlt sich nicht verstanden und gesehen – und der Arzt fühlt sich hilflos und ist überfordert, weil er für derartige Befindlichkeitsstörungen keine Herangehensweise gelernt hat.

Bei wachsender Anzahl von Patienten mit derartigen Beschwerden darf diesem Bereich mehr Aufmerksamkeit geschenkt werden. Hier können wir Ansetzen mit neuen Modellen einer eigenverantwortlichen Medizin, bei der jeder Einzelne selbst Verantwortung für sein Wohlbefinden übernimmt. Zielführend ist dabei die Schulung des eigenen Körperbewusstseins, um Vertrauen in den eigenen Körper zu gewinnen und Ursachen- und Wirkungszusammenhänge zu erkennen. Dabei wird auch unser

Gesundheitssystem entlastet, da viele Patienten nun bei kurzweiligen Beschwerden zunehmend eigenverantwortlich agieren, die Verstopfungen in den Notaufnahmen gelöst werden und die Ärzte sich wieder den wirklichen Notfällen widmen können. Ein Zusammenarbeiten von chinesischer und westlicher Medizin wäre daher optimal geeignet, um die Probleme, vor denen wir derzeit stehen, zu lösen. Dabei sehe ich die herausragenden Fähigkeiten der Schulmedizin in der Akut- und Notfallversorgung, während bei chronischen Erkrankungen die Traditionelle Chinesische Medizin mit ins Boot geholt werden darf. Ich assoziiere die westliche Medizin mit der fortschrittlichen Technik und dem sofortigen Eingreifen gern mit Yang, während die Traditionelle Chinesische Medizin mit all ihren feinsten Beobachtungen den Gegenpol, nämlich Yin, darstellt. Das heißt: Gerade durch die Kombination beider Medizinsysteme und Denkansätze können wir unsere Patienten optimal versorgen.

Weiblichkeit in der Medizin

In der Wirtschaft geht es grundsätzlich um Wachstum, Effektivität und Effizienz. Diese ökonomischen Prinzipien sind durch die Privatisierung auch in den Krankenhäusern angekommen. Es regiert nicht mehr die Menschlichkeit, sondern die Ökonomie. Nach meiner Einschätzung wird der Heilungsprozess dadurch maßgeblich gestört.

Diese wirtschaftlichen Prinzipien kann man im Sinne der TCM dem Yang bzw. dem Männlichen zuordnen. Was jedoch in diesem System zu kurz kommt, ist das Yin, also das Weibliche, die Fürsorge, die Warmherzigkeit.

Wie kann in einem solchen Umfeld ohne diese wesentlichen Bausteine Gesundheit entstehen?

Ich sehe da ein Ungleichgewicht, welches wieder ausgeglichen werden sollte. Ich wünsche mir wieder mehr Yin in der Medizin. Aus Sicht der Traditionellen Chinesischen Medizin kann alles auf die Dualität von Yin und Yang zurückgeführt werden. Yin steht dabei für die Weiblichkeit, die Dunkelheit, die Nacht, den Mond, die Ruhe, das Empfangen, die Gefühlswelt, das Vertrauen und das Spirituelle (→ auch Seite 35 ff.). Auch der Gedanke, dass Heilung ihre Zeit braucht, ist Yin. Leider ist diese Ansicht heutzutage wenig verbreitet. Genau wie eine Schwangerschaft ihre Zeit braucht, in der das Kind heranwächst, ist auch Heilung immer ein Prozess. Der erste Impuls ist wie ein Startsignal, danach folgt ein Prozess, der bei jedem Menschen unterschiedlich lange dauert. Yin bezeichnet den Gedanken, dass wir keine Maschinen sind, sondern

Lebewesen. Lebewesen haben Gefühle, und diese Gefühle sollten nicht unterdrückt werden. Durch die heutige Leistungsgesellschaft ist uns anerzogen, dass Gefühle schlecht sind. Anstatt die Gefühle frei fließen zu lassen, lernen wir, unsere Gefühle zu unterdrücken und unter den Teppich zu kehren. Was dann passiert, ist Folgendes: Entweder sammelt sich so viel eines bestimmten Gefühls in uns an, dass am Ende ein kleiner Tropfen genügt, um das Fass zum Überlaufen zu bringen. Oder aber die Gefühle werden im Körper gespeichert und führen dazu, dass sich unser Energiefeld negativ verändert. Das kann langfristig gesehen Krankheiten hervorrufen.

»Wenn die Seele weint und der Mund schweigt, spricht der Körper«,[8] so der Coach und Vortragsredner Maxim Mankevich. Dieses Zitat bringt die Problematik noch einmal auf den Punkt. Wenn wir unsere Gefühle unterdrücken, drückt der Körper diese Gefühle über Symptome aus.

Die Gefühle fließen lassen

Wir dürfen einen normalen Umgang mit unseren Gefühlen pflegen. Dabei können wir viel von den Kindern lernen. Kinder lassen ihre Gefühle frei fließen. Daher können sie in einem Moment himmelhoch jauchzend sein und im anderen zu Tode betrübt. Damit meine ich, dass Gefühle niemals lange bleiben, wenn sie körperlich zugelassen werden. Es handelt sich meist um Minuten, bis das Gefühl wieder verschwindet. Wenn wir aber dagegen ankämpfen, weil wir Angst haben, diese Gefühle zu spüren, lagern sie sich im Körper an und verursachen ab einem gewissen Moment überschwängliche Ausbrüche dieser Emotion, so z. B. Panikattacken. Das sehe ich nicht selten in meiner Praxis.

Wenn du davon betroffen bist, hab keine Angst vor deinen Gefühlen. Sie können dir nichts tun. Viele Menschen haben Angst vor dem Loslassen, weil sie denken, dann aufzugeben und die Kontrolle zu verlieren. Was dann aber passiert, ist das Gegenteil: Wenn du dich traust, loszulassen und deine Gefühle anzunehmen, verschwinden sie (→ Seite 98 ff.). Hilfe findest du bei deinem Arzt oder Therapeuten, dem du vertraust. Wenn Menschen mit ihren Gefühlen im Reinen sind, wirkt sich das positiv auf die Gesundheit aus. Da wir Frauen in den modernen Zeiten durch die Emanzipation oft versuchen, eher männliche Eigenschaften zu kultivieren, passiert es häufig, dass wir uns den Männern und ihren männlichen Prinzipien anpassen.

Männliche Prinzipien

Starre Arbeitszeiten, Arbeiten ohne Pausen, Arbeiten bis zum Umfallen, Ellbogenmentalität, Konkurrenzdenken. All dies steht im Gegensatz zu den weiblichen Prinzipien.

Warum besteht der allgemeine Glaubenssatz, dass nur männliche Prinzipien wirksam sind? Warum passen wir Frauen uns an und missachten unsere eigene Wahrheit?

Meine Vision für die Zukunft ist ein Miteinander von Yin und Yang (von »männlich« und »weiblich«) in der Medizin. Ich wünsche mir, dass die weiblichen Prinzipien in der heutigen modernen Medizin einen Platz haben, anstatt ausgeschlossen zu werden. In Anbetracht der vielen weiblichen Medizinstudentinnen bin ich jedoch zuversichtlich, dass sich in den nächsten Jahren etwas an der Situation ändern wird. Aber solche Veränderungsprozesse brauchen Zeit, und ich denke, dass es wichtig ist, ein Bewusstsein dafür zu schaffen, was wir verbessern können und sollten.

Falls der Eindruck entstanden sein sollte, dass Yin Stillstand und Faulheit bedeutet, so möchte ich das gern aufklären. Yin bedeutet auch Regeneration, inneres Wachstum, Geduld, Einteilung der Kräfte. Yin bedeutet, auf die eigenen Bedürfnisse zu achten und die Ressourcen einzuteilen. Yin ist eine umfassende und langfristige Kraft, die nicht nur kurzfristig denkt, sondern Ausdauer beweist. Deshalb geht es in der weiblichen Medizin auch nicht ums Geldverdienen, es geht nicht um Quantität, es geht um Qualität. Ich wünsche mir, dass wir Frauen uns wieder unserer Stärke bewusst werden und diese Stärke nicht unterdrücken, sondern einsetzen. Das können wir tun, indem wir die Männer inspirieren, ihnen Anregungen geben und ihnen zeigen, wie wir Frauen das Ganze aufziehen würden, indem wir einfach den Mut haben, zu unserer Weiblichkeit zu stehen. Jeder Mensch trägt beide Aspekte in sich, so hat ein Mann männliche, aber auch weibliche Anteile. Ebenso tragen Frauen weibliche und männliche Aspekte in sich.

Momentan wird in der westlichen Welt der männliche Aspekt, also das Yang, zu stark betont, es dominiert, demnach besteht ein Ungleichgewicht. Dieses Ungleichgewicht gilt es wieder auszugleichen, indem wir die weiblichen Aspekte zurück in die Medizin holen: Ruhe, Vertrauen, Intuition, die Fähigkeit, auf den Körper zu hören, Geduld, Gefühl, Zwischenmenschlichkeit und Kommunikation. Ich will hiermit nicht sagen, dass das Yang per se in der Medizin schlecht ist, im Gegenteil: Es hat absolut seine Daseinsberechtigung. Ich habe nur beobachtet, dass ein Ungleichgewicht zulasten des Yin besteht, das momentan die aktuelle Situation negativ beeinflusst.

Deine Intuition

Deine Intuition ist eine ganz leise feine Stimme in dir, die *für* dich ist und dir deinen eigenen ganz persönlichen Weg weist. Als Kinder haben wir noch Kontakt zur inneren Stimme. Im Zuge des Erwachsenwerdens vergessen wir, auf sie zu hören, weil es uns albern erscheint und wir ja »erwachsen werden wollen«. Die Intuition kann auf verschiedenen Kanälen wahrgenommen werden. Sie zeigt sich entweder als Stimme (wenn du ein auditiver Mensch bist) oder als Gefühl (wenn du ein sensitiver Mensch bist) oder als innere Bilder (wenn du ein visueller Mensch bist). Manchmal erscheint sie auch wie eine Art Geistesblitz. Diese innere Stimme ist die Verbindung zu deiner Seele. Sie zeigt dir deine persönliche Wahrheit, deinen ganz individuellen Weg. Viele Menschen haben den Kontakt zu ihr verloren und treffen sämtliche Entscheidungen mit dem Kopf. Durch die heutigen Lebensumstände sind wir in unserem Kopf gefangen und vom übrigen Körper abgeschnitten.

Im Kopf sitzt der analytische Verstand, das EGO. Dieser versucht zu kontrollieren und alle Entscheidungsmöglichkeiten abzuwägen, um ja keinen Fehler zu machen.

Die Intuition, also unsere innere Stimme, sitzt im Bauchbereich, daher der Begriff Bauchgefühl. Ihr Ursprung ist im Unterbewusstsein. Deshalb kann sie viel mehr Fakten überblicken als der analytische Verstand. Die Intuition will das Beste für unsere Seele. Sie hat keine Angst davor, Fehler zu machen. Sie trifft die richtige Entscheidung. Du kannst dich auch fragen: »Was würde der liebevollste, mutigste, stärkste Anteil meiner Persönlichkeit jetzt tun?« Wenn du dir diese Frage ganz ehrlich beantwortest, weißt du, was du jetzt tun solltest. Das ist deine Intuition.

»Intuitiv gesund« meint genau diesen Kontakt zwischen Körper und Seele. Wenn wir auf die innere Stimme hören, dann wissen wir, was gut für uns und unsere Gesundheit ist. Dann brauchen wir niemanden mehr um Rat fragen. Dann sind wir unabhängig und frei. Du bist mit deinem Körper hier auf der Welt, um gesund zu sein. Dein Körper ist imstande, immer wieder aus dem Ungleichgewicht ins Gleichgewicht zurückzufinden. Das Einzige, was wir machen müssen ist: zuhören! Über die Intuition kommuniziert der Körper mit unserer Seele. Unsere Seele weist uns den richtigen Weg. Meist sind es die ersten Einfälle und Ideen, die uns in den Sinn kommen, von denen wir dann im zweiten Moment, wenn sich nämlich der Kopf einschaltet, denken:»Das ist ja wohl eine Nummer zu groß. Wer denke ich eigentlich zu sein? Das schaffe ich nie.« Unser Verstand will uns schützen und denkt sich alle möglichen Ausreden aus, um der inneren Stimme nicht folgen zu müssen. Meist schüchtert uns das so sehr ein, dass wir den ersten wahren Gedanken der Intuition verwerfen.»Andere können das, ich aber nicht.«

Wenn wir aber so mutig sind und der Intuition folgen, dann können wir sichergehen, dass es eine sehr aufregende Entscheidung ist. Es fühlt sich etwas »verrückt« an, so, als wären Schmetterlinge im Bauch. Diese Energie, die nun frei wird und nicht mit Angst verwechselt werden darf, weist einfach nur darauf hin, dass wir gerade dabei sind, über uns hinauszuwachsen.

Im Laufe meiner Entwicklungsprozesse ist mir klar geworden, dass wir alle Seelen sind, die hier auf der Erde ihre Körper bewohnen. Früher dachte ich immer, ich *bin* mein Körper. Aber ich bin nicht mein Körper. Ich habe ihn als Vehikel, um mich hier auf der Welt zu bewegen. Körper und Seele führen eine Beziehung, eine Art Partnerschaft. Was passiert, wenn du deinen Partner ständig übergehst und nicht zuhörst? Normalerweise würden sich die Partner im echten Leben trennen, um sich selbst zu schützen. Was passiert mit deinem Körper, wenn du ihn ständig schlecht behandelst? Er wird krank. Das ist das, was tagtäglich überall auf der Welt passiert, wenn wir nicht in Kontakt mit unserer Intuition sind.

Übung – Traue deiner Intuition!

Denke an eine Entscheidung, die du bald zu treffen hast. Was sagt dir deine innere Stimme?

_____

_____

Was würde der mutigste, liebevollste und stärkste Anteil deiner Persönlichkeit tun?

_____

_____

Gab es Momente, in denen du auf deine Intuition gehört hast? Was ist dann passiert?

_____

_____

Gab es Momente, in denen du _nicht_ auf deine Intuition gehört hast? Was ist dann passiert?

_____

_____

Der Petersen-Prozess der Heilung

Dieser Heilungsprozess kann auf jede Krankheit angewendet werden. In dem Zusammenhang möchte ich auf den Unterschied zwischen Gesundheit und Heilung eingehen. Heilung ist ein inneres Ganz-Werden, und zwar unter Einbeziehung aller Umweltbedingungen (→ Seite 111 ff.). Einfach ausgedrückt bedeutet Heilung, derjenige zu werden, der du in Wahrheit bist. Du selbst. Wenn wir ganzheitlich heilen, werden wir automatisch gesund. Gesundheit ist der natürliche Ausdruck unseres Körpers. Wenn wir »heil« sind, also all unsere »Baustellen« aufgeräumt haben, unsere unterdrückten Gefühle freigelassen haben, all unsere Bedürfnisse erfüllen und in Einklang mit unserer inneren Stimme leben, sind wir automatisch gesund. Gesundheit ist ein Teil der Ganzheit.

Der Weg zur Gesundheit

Ich habe diesen Weg ganz allgemein gehalten, um ihn auf jedes Problem anwenden zu können. Folgende Phasen folgen aufeinander:

Annehmen

Der allererste Schritt ist, erst mal das anzuerkennen, was ist. Es geht darum, den aktuellen Stand der Dinge einfach bewusst wahrzunehmen und zuzulassen. Damit meine ich, dass die aktuelle Situation mit allen positiven und negativen Aspekten eine Daseinsberechtigung hat. Es ist wichtig, sich z. B. einer Erkrankung bewusst zu werden und sie nicht als fremd abzulehnen, sie also zu akzeptieren und nicht dagegen anzukämpfen.

Loslassen

Der nächste Schritt ist das Loslassen all deiner »alten« Vorstellungen. Löse dich von dem, was du denkst, sein oder erfüllen zu müssen. Wir alle spielen im Leben bestimmte Rollen und haben Erwartungen an uns selbst, die wir vielleicht gar nicht erfüllen können oder wollen. Dieser Schritt kann wehtun und Gefühle der Trauer in dir hervorrufen. Jeder Abschied tut weh. Gleichzeitig ist der Weg für etwas Neues frei.

Gefühle zulassen

Wenn du jahrelang Gefühle unterdrückt hast, die immer wieder an die Oberfläche wollen, lass sie zu. Wenn Gefühle unterdrückt werden, lagern sie sich im Organismus an und können zu körperlichen Beeinträchtigungen führen. Wenn du dir erlaubst, deine Gefühle frei fließen zu lassen, lösen sich Blockaden (→ Seite 43 ff.). Dabei sind es oft Gefühle, die ihren Ursprung in der Kindheit haben. Nutze dafür die Arbeit mit deinem inneren Kind (→ Seite 140 ff.). Du brauchst dabei keine Angst haben, Gefühle zuzulassen. Hinter jedem Gefühl steckt am Ende Frieden.

Beobachten und Zusammenhänge erkennen

Als Nächstes kommst du in die Phase des Beobachtens: Nimm die Signale deines Körpers wahr, ohne zu bewerten (→ Seite 128 f.). Lerne einen ganz urteilsfreien Umgang mit den Tatsachen. Dieser Schritt erfordert ständiges Präsentsein, damit du nicht in alte Muster zurückfällst. Notiere alles, was du über deinen eigenen

Körper lernst. Du erhältst eine ganz individuelle Anleitung für deinen Organismus. So lernst du, auf deinen Körper zu hören, Signale wahrzunehmen und darauf zu reagieren.

Vertrauen gewinnen

Sobald du diesen Zusammenhang erkennst und merkst, dass dein Körper mit dir kommuniziert, gewinnst du Vertrauen und lernst, intuitive Entscheidungen zu treffen (→ Seite 46 ff.).

Grundbedürfnisse festlegen

Finde heraus, was deine Bedürfnisse sind, und benenne ganz genau, was du brauchst, um dich gesundheitlich gut zu fühlen (→ Seite 61 ff.).

Bei dir selbst ankommen

Schritt für Schritt kommst du so zu dir und deiner eigenen Wahrheit. Du erhältst Kontakt zu deiner eigenen inneren Stimme, deiner Intuition. Du fragst nicht mehr die anderen um Rat, sondern hörst auf dich selbst (→ Seite 46 ff.).

Wer bin ich und was will ich?

Indem du alle Bereiche deines Lebens umkrempelst und dich fragst, ob du nach deinen persönlichen Werten handelst, findest du heraus, was du wirklich möchtest und was dir persönlich guttut (→ Seite 111 ff.).

Selbstverantwortung übernehmen

In dem Moment, wenn du dich auf den Weg zu dir selbst und deiner eigenen Stimme machst, übernimmst du automatisch Eigenverantwortung und erkennst, dass du selbst am besten weißt, was dir guttut (→ Seite 71 ff.).

Den Fokus ändern

Wenn alle Altlasten geklärt sind (alle unterdrückten Gefühle befreit sind), ist es Zeit, deinen Blickwinkel neu einzustellen: Ändere deinen Fokus weg von Krankheit, hin zu Gesundheit (→ Seite 103).

Aus den Fehlern lernen

Siehe Fehler als etwas, woraus du lernen kannst. Erkenne einen Sinn in deiner persönlichen Vergangenheit. Mach aus dem »Minus« ein »Plus« (→ Seite 156).

Potenziale erkennen

Befasse dich mit deinen eigenen Stärken und Interessen. Was macht dich besonders (→ Seite 114)?

Ziele festlegen

Bestimmt hast du Träume und Visionen. Erkenne an, dass alles möglich ist, und öffne dich dafür. Träume groß. Benenne deine persönlichen Ziele (→ Seite 176).

Deine neue Zukunft kreieren

Wenn du stabil und fest genug in der Wahrnehmung und Selbstfürsorge bist, kannst du darauf aufbauen und durch mentales Training ein neues Verhalten einüben (→ Seite 130). Wichtig ist mir, dass du verstehst, dass das Ganze ein Prozess ist. Es gibt keinen Zauber, der von heute auf morgen wirkt. Das hat positive Folgen: Du lernst dich kennen und wirst unabhängig. Du kannst keine Stufen überspringen, es macht also wenig Sinn, schon mit dem mentalen Training anzufangen, wenn du den aktuellen Zustand noch bekämpfst. Da Heilung ein Prozess ist, folgt eins nach dem anderen, und die einzelnen Schritte bauen aufeinander auf.

Der Körper als Meisterwerk der Natur

Hast du dir einmal überlegt, welche Prozesse innerhalb einer Sekunde im Körper ablaufen, ohne dass du irgendetwas davon mitbekommst und beisteuern musst? Kannst du dir vorstellen, wie viele Milliarden von Signalen dein Körper sendet, um ein Gleichgewicht herzustellen? Hast du dir mal überlegt, was für Vorgänge parallel ablaufen, damit dein Körper optimal funktioniert – für die Aktivitäten, für die du ihn benutzt? Hast du dir mal überlegt, dass dein Körper ständig für dich arbeitet?

Ob du dir dessen bewusst bist oder nicht, er tut es. Er möchte in jedem Moment eine optimale Homöostase herstellen, also einen Zustand von Gleichgewicht und Ausgewogenheit. Er möchte für dich gesund sein. Es laufen enorm viele Zellreparaturvorgänge Minute für Minute ab, ohne dass du es merkst. Es bilden sich neue Zellen, während andere abgebaut werden. Stoffe, die du dir mit der Nahrung zuführst, oder Informationen an das Gehirn werden verarbeitet, einsortiert und geordnet. Wenn du ständig mehr Nahrung aufnimmst, ohne Pausen zu machen, oder dein Gehirn ständig reizüberflutet wird, dann ist keine Zeit mehr für diese Prozesse des Aufräumens und des Einordnens. Dann kann aus dem zugeführten Material auch nicht der optimale Nutzen gezogen werden. Du überforderst deinen Magen und dein Gehirn und bringst sie völlig durcheinander. Stattdessen ist es unglaublich wichtig, auf den Körper zu hören, zu vertrauen und den Prozessen wieder die Zeit zu geben, die sie eben brauchen. Dein Körper ist das Beste, was dir passieren konnte, und so solltest du auch mit ihm umgehen. Arbeite nicht gegen ihn. Wenn du ihn hasst und ständig verurteilst, dann tust du ihm unrecht. Er funktioniert für dich. Kämpfe nicht gegen ihn an, du hast nur diesen einen Körper, um dich auf dieser Welt zu bewegen. Er bietet dir die Möglichkeit, um Erfahrungen zu machen. Sieh ihn wieder als das, was er ist: ein natürliches Wunderwerk. Und sei dankbar dafür, dass du diese Erfahrungen auf der Welt hier machen darfst. Aus dieser Dankbarkeit resultiert ein anderes Verhalten. Wenn du dankbar bist für deinen Körper, dann gibst du ihm automatisch das, was er will, was er braucht und womit seine Zellen optimal funktionieren. Wenn du siehst, dass dein Körper ein Wunder ist, wenn es bei dir »Klick« macht, wirst du diesen Partner niemals mehr schlecht behandeln, überstrapazieren oder ausnutzen für Dinge, die du im Außen erleben möchtest.

Was uns Krankheit sagen will

Hast du schon einmal den Gedanken zugelassen, was wäre, wenn dein Körper *für dich* wäre? Wenn all die Signale und Symptome, die wir Tag für Tag überhören, die wir per Zauberstab »weghaben wollen«, weil sie uns nerven, bremsen oder einschränken, wenn all diese Symptome *für dich* wären? Was wäre, wenn all diese Signale ein Kommunikationsmittel deines Körpers wären, um dir etwas mitzuteilen? Was wäre, wenn du diese Signale als Geschenk wahrnehmen würdest? Wie wäre es, wenn du diese Signale akzeptieren würdest? Wie ist die Vorstellung für dich?

Diese Gedanken kamen mir vor einigen Jahren, und seitdem bin ich fest davon überzeugt, dass der Körper mit uns kommuniziert. All die Signale wie Kopfschmerzen, Augenzucken, Magenschmerzen, Müdigkeit, Wut usw. sind Signale unseres Körpers, die uns zeigen sollen, dass das Gleichgewicht gefährdet ist. Wenn wir diese Signale überhören oder sogar per Tablette betäuben, um weiter zu funktionieren, führt das langfristig zu ernsthaften Symptomen und Erkrankungen.

Bei mir im Kopf hat ein Umdenken stattgefunden: Wenn der Körper mit einem Signal reagiert, bedeutet das nicht, dass der Körper krank ist, sondern das Gegenteil ist der Fall! Dein Körper funktioniert einwandfrei. Du kannst ein Körpersignal oder -symptom mit einer Kontrollleuchte in einem Fahrzeug vergleichen. Wenn bei einem Auto die Kontrollleuchte blinkt, fahren wir ja auch nicht in die Werkstatt, um sie auszuschalten, sondern wir lassen die Ursache beheben, und dann geht sie von selbst aus. Die Lampe ist unser Helfer, der uns anzeigt, dass im Wagen irgendwas nicht stimmt und behoben werden sollte. Vielleicht hast du nun einen Eindruck davon bekommen, was ich damit meine, wenn ich sage, dass einige Menschen gegen den eigenen Körper ankämpfen, so wie ich das auch lange getan habe.

Es gibt einen Weg aus dieser Falle: Wenn du lernen willst, die Signale deines Körpers wahrzunehmen und mit ihm zusammenzuarbeiten, dann solltest du lernen, auf deinen Körper zu hören.

Auf den Körper hören

Dem Körper zu lauschen geht am besten in Ruhe. Also schalte dazu alle Geräte aus, denn die ständigen Ablenkungen und Reize tun dem Gehirn nicht gut. Das mag im ersten Moment schwierig sein, weil wir durch die tägliche Gewöhnung schon beinahe abhängig sind von Aktivität, Informationen und Unterhaltung in der Außenwelt. Meine Empfehlung: hinlegen, tief einatmen und wieder ausatmen, bis der Atem sich von allein beruhigt. Wenn du eine angenehme Schwere im Körper beobachtest, nimmst du erst mal nur wahr, was kommt. Bei vielen Menschen spielen die Gedanken verrückt, wenn sie versuchen, zur Ruhe zu kommen. Immer wieder tauchen neue positive und negative Ideen im Kopf auf, die den Geist in die Vergangenheit oder die Zukunft holen wollen, was völlig normal ist. Der Körper möchte immer das, was er schon kennt, und alles Neue wird erst mal kategorisch abgelehnt. Hier gilt, auch das einfach erst mal nur zu beobachten.

Übung – Beobachten, ohne zu bewerten

Ziel ist, dein Inneres und das Äußere einfach nur wahrzunehmen.

Wie fühlt sich der Körper an?

_____

_____

Wie fühlt sich die Fläche an, auf der du liegst?

_____

_____

Wie ist die Temperatur?

_____

_____

Ist dir zu warm oder zu kalt?

_____

_____

Immer wenn du merkst, dass die Gedanken abschweifen, gehst du einfach wieder in deinen Körper zurück und nimmst deinen Atem wahr. Du kannst in jedes Körperteil einzeln hineinspüren. Du beobachtest einfach erst mal nur, was in deinem Körper passiert. So lernst du, Signale wahrzunehmen. Du kannst z. B. feststellen, wie dein Körper auf unterschiedliche Temperaturen reagiert. Ist Wärme angenehm oder fängst du an zu schwitzen? Wie ist es mit Kälte? Wichtig ist, dass du ganz genau auf deine Gefühle hörst, also was für dich (ganz individuell) in diesem Moment entsteht – ohne es zu bewerten. Du beobachtest also und notierst dir danach, wie dein Körper auf Umweltreize reagiert. So kannst du alle Umweltreize auf dich und deinen Körper abfragen und prüfen, was da in deinem Körper für Reaktionen und Gefühle entstehen, und eine Art Rezept erstellen – dein ganz persönliches Rezept, deine ganz eigene Anleitung für deinen Körper. Dieses Rezept kannst du dann später in stressigen Zeiten wie eine Gebrauchsanleitung benützen.

Wenn du z. B. herausfindest, dass dein Körper auf Überlastung mit Kopfschmerzen und Übelkeit reagiert, kannst du dir diese Feststellung notieren. Wenn dein Körper das nächste Mal einen Anflug von »Kopfschmerzen oder Übelkeit« hat, ist es das Signal, um rechtzeitig eine Pause einzulegen. Wichtig ist, dass du dich dabei nicht bewertest und dich nicht mit anderen vergleichst, denn jeder Körper reagiert auf äußere Reize anders, da jeder Körper individuell ist, ein anderes Gleichgewicht und eine andere Ausgangssituation hat.

Wiederhole diese Übung, so oft es geht – damit du lernst, deine Körpersignale auch in Situationen wahrzunehmen, in denen du nicht so viel Ruhe hast. Nimm dir für den Anfang zwei bis drei Tage in der Woche Zeit, um jeweils 15 Minuten zu üben.

Nach einer gewissen Zeit wirst du feststellen, wie sich das Gespür zu deinem Körper und seinen Bedürfnissen verfeinert. Du wirst in der Lage sein, die Signale deines Körpers besser und früher zu erkennen, und sie zu deuten wissen. Du wirst die Dinge in deinem Alltag und deren Wirkung auf dich anders wahrnehmen und dementsprechend deine Gewohnheiten anpassen. So gelangst du zu mehr Lebensqualität. Je häufiger du deine Wahrnehmung trainierst, desto besser lernst du deinen eigenen Körper kennen, desto mehr tust du für deine eigene Gesundheit – und desto mehr Gefallen wirst du daran finden.

Durch meine jahrelange Arbeit am Menschen weiß ich, dass jeder Mensch anders wahrnimmt und fühlt. Je nach Konstitution und Erziehung empfindet jemand eine Berührung oder einen Kniff in die Haut als angenehm oder unangenehm. So ist es auch mit anderen äußeren Reizen. Jeder Körper reagiert anders auf die äußeren Einflüsse. Durch eine feinere Wahrnehmung kannst du deinen ganzen Körper besser kennenlernen und erspüren, was dir guttut bzw. was dir helfen könnte. Das ist extrem wichtig, denn die Beobachtungen eines Außenstehenden können nicht das Gespür für den eigenen Körper ersetzen. Und deshalb kann dir auch ein Arzt nicht mit Bestimmtheit sagen, wie schwerwiegend z. B. eine Erkältung für dich ist, also mit welchen Einschränkungen diese verbunden ist und wie lange diese andauern wird. Das kannst nur du allein für dich fühlen und entscheiden.

Wie ich zuvor beschrieben habe, ist die Entwicklung des Gespürs für den eigenen Körper Übungssache und kann zu mehr Gesundheit und Lebensqualität beitragen. Das Leben in der heutigen Zeit bringt mit sich, dass wir uns ständig durch äußere Reize von uns selbst ablenken lassen. Da ist es kein Wunder, dass wir die Signale des Körpers kaum noch wahrnehmen. Früher, als es noch keine Telefone und Internet gab, war den Menschen auch mal langweilig, sie waren also nicht ständig mit etwas beschäftigt und hatten somit Zeit, ihre Körpersignale wahrzunehmen. Sie waren viel besser mit dem Körper verbunden. Die Komplexität, der technische Fortschritt und die Schnelllebigkeit der heutigen Welt haben dazu geführt, dass wir gewohnt sind, auf den Rat von Experten oder technischen Anwendungen zu vertrauen anstatt unseren eigenen Gefühlen. Das will ich gar nicht verurteilen, ich selbst bin auch Fan der Technik, weil sie vieles einfacher macht. Wichtig ist die Dosis! Und vor allem: auch mal Abstand von äußeren Reizen zu nehmen.

Ich weiß, dass das Einbauen dieser Pausen in den Alltag sehr wichtig ist, um gesund zu bleiben. Entscheide dich selbst – entweder für Phasen, in denen du dich mit deinem Körper verbindest, oder für Zeiten, in denen du dich mit dem Internet verbindest. Es geht nur eins zur gleichen Zeit – Multitasking funktioniert hier nicht.

Die Petersen-Formel der Grundbedürfnisse

Um deinen Körper besser kennenzulernen, ist es sinnvoll, sich mit deinen eigenen Grundbedürfnissen zu befassen. Dazu kannst du dir täglich folgende Fragen stellen und am besten eine Art Tagebuch darüber führen:

Körperliche Gesundheit

Wie geht es dir körperlich?
(auf einer Skala von 1–10, wobei 1 das Schlechteste und 10 das Beste ist)
1 – 2 – 3 – 4 – 5 – 6 – 7 – 8 – 9 – 10

Psychische Gesundheit

Wie geht es dir psychisch?
(auf einer Skala von 1–10)
1 – 2 – 3 – 4 – 5 – 6 – 7 – 8 – 9 – 10

Diese Phase des Beobachtens des eigenen Körpers ist ein Prozess.

Gib dir für dieses Herausfinden ausreichend Zeit, denn die Wahrnehmung deiner Sinne muss erst geschult werden. Als Lebewesen ist deine körperliche und psychische Verfassung direkt verbunden mit der Zufriedenstellung deiner Grundbedürfnisse.

Die Grundbedürfnisse

Ich möchte mit dir die Grundbedürfnisse durchgehen und dir zeigen, wie du in den einzelnen zu mehr Wohlgefühl finden kannst. Für mich gibt es sechs Grundbedürfnisse, auf die wir achten sollten, damit es uns rundum gut geht.

Schlaf

Was gehört für dich zu einem guten Schlaf?

_____

_____

Was brauchst du, um am nächsten Morgen fit und vital aufzuwachen?

_____

_____

Wie ist eine optimale Schlaf-Länge für dich?

_____

_____

Wann ist die beste Zeit, ins Bett zu gehen?

_____

_____

Bist du eher ein Frühaufsteher oder eine Nachteule?

_____

Brauchst du es warm oder kalt?

_____

Schläfst du lieber allein oder mit (d)einem Partner zusammen?

Brauchst du es dunkel oder hell?

Essen/Trinken

Was ist für dich gutes Essen?

Welche Qualitäten müssen erfüllt sein, damit du zufrieden bist?

Wonach fühlst du dich gut?

Bekommt dir eher warmes oder kaltes Essen?

Nach welcher Menge fühlst du dich satt und zufrieden?

Welcher Geschmack ist für dich der richtige:
Brauchst du etwas Scharfes, etwas Bitteres, etwas Süßes,
etwas Saures oder etwas Salziges?

Wonach ist dir momentan?

_____

_____

Und was fühlt sich nach dem Essen richtig gut an?
Also: Nach welchem Essen bleibst du fit?

_____

_____

Nach welchem Essen bist du eher müde?

_____

_____

Welche Essabstände zwischen den Mahlzeiten tun dir gut?

_____

_____

Wie viel Wasser brauchst du persönlich?
Oder ziehst du eher andere Getränke vor?

_____

_____

Die Hunger-Satt-Skala

Frage dich vor jedem Essen: Wie groß ist mein Hunger
(auf einer Skala von 1–10)?

1 – 2 – 3 – 4 – 5 – 6 – 7 – 8 – 9 – 10

Worauf habe ich Hunger?

_____

_____

_____

Etwas Warmes oder Kaltes?

_____

Etwas Knuspriges oder Weiches?

_____

Etwas Scharfes, etwas Bitteres, etwas Süßes, etwas Saures
oder etwas Salziges?

_____

_____

Und frage dich nach jedem Essen:
Wie satt bin ich (auf einer Skala von 1–10)?
1 – 2 – 3 – 4 – 5 – 6 – 7 – 8 – 9 – 10

Wie zufrieden bin ich (auf einer Skala von 1–10)?
1 – 2 – 3 – 4 – 5 – 6 – 7 – 8 – 9 – 10

Entspannung

Wodurch entspannst du dich am besten und wonach fühlst
du dich so richtig entspannt?
(z. B. Yoga, Meditation, Spaziergang)

_____

_____

_____

Wo sitzt die Entspannung dann?
(z. B. im Bauch/in der Brust etc.)

_____

_____

Wie fühlt es sich an? (Wärme, Kribbeln, entspannte Schwere, angenehme Müdigkeit)

Wie viel Entspannung brauchst du am Tag für dich?

Bewegung

Was machst du gern? Was macht dir Spaß?

Wobei vergisst du Zeit und Ort?

Welcher Sport hat wenig mit Zwang zu tun?

Wie fühlst du dich währenddessen und wie fühlst du dich danach?

Was hast du als Kind gerne gemacht?

Input/Förderung

Was willst du am liebsten noch dazulernen?

_____

_____

_____

Worauf hast du Lust?

_____

_____

Was interessiert dich?

_____

_____

_____

Womit könntest du dich so lange beschäftigen,
dass du das Essen vergisst?

_____

_____

Was hast du als Kind gern getan?

_____

_____

Wobei kommst du in den Flow?

_____

_____

Was weckt deine Leidenschaft?

_____

_____

Nähe

Magst du körperliche Nähe?
Oder brauchst du eher Abgrenzung?

Bist du jemandem lieber durch Gespräche nah?

Wie oft triffst du dich gern mit Freunden zum Reden?

Wie oft brauchst du körperliche Nähe zu deinem Partner?

Wie oft möchtest du in den Arm genommen werden?

Wie oft brauchst du sexuelle Befriedigung?
Allein oder mit deinem Partner?

Was tut dir persönlich gut, damit du zufrieden bist?

Der Petersen-Kommunikations-Code

Der Code ist eine Anleitung, um im Praxisalltag einfacher mit Patienten zu kommunizieren. Diesen Code bekommen meine Patienten mit nach Hause, und sie können ihn dann dort für sich anwenden. Das hat mehrere Vorteile für eine gute und gelingende Arzt-Patienten-Beziehung: Dadurch, dass ich mit offenen Karten spiele, bekommen meine Patienten einen Einblick in mein medizinisches Vorgehen. Das heißt, sie wissen, worauf sie achten können. Sie können die Fragen sehen, die ich sowieso im Arzt-Patienten-Kontakt stelle. Gleichzeitig lernen meine Patienten, ihren Körper zu beobachten und auf ihn zu hören. Sie schulen damit also ihr Körpergefühl und die Eigenverantwortlichkeit in Sachen Gesundheit. Eine Verständigung ist einfacher und damit eine Kommunikation fließender. Menschen kommen häufig mit Schmerzen oder psychischer Beeinträchtigung zu mir in die Praxis. Deshalb möchte ich diese beiden Kommunikations-Codes hier vorstellen:

Symptom Schmerz

Wie stark ist der Schmerz?
Intensität (auf einer Skala von 1–10):
1 – 2 – 3 – 4 – 5 – 6 – 7 – 8 – 9 – 10

Lokalisation: Wo genau sitzt der maximale Schmerzpunkt?

_____

_____

_____

Qualität: stechend, brennend, dumpf, drückend, dauerhaft da
oder wechselnd, in der Tiefe oder an der Oberfläche?

_____

_____

_____

Mögliche Ursache(n)?

_____

_____

_____

Zusammenhang: morgens, mittags, nachts? Jahreszeit?
Verbindung mit Kälte oder Wärme?

_____

_____

_____

Was verbessert: Kälte, Wärme, Druck, Berührung, Ruhe,
Bewegung, Nahrung?

_____

_____

Was verschlechtert: Kälte, Wärme, Druck, Berührung,
Ruhe, Bewegung?

_____

_____

Symptom
psychische Beeinträchtigung

Wie stark fühlst du dich beeinträchtigt?
Intensität (auf einer Skala von 1–10):

1 – 2 – 3 – 4 – 5 – 6 – 7 – 8 – 9 – 10

Lokalisation: Wo sitzt die Wut, Trauer, Angst, Sorge
(z. B. im Hals, Bauch, Brustbereich)?

_____

_____

Welche Qualität ist es? Wut, Trauer, Angst, Sorge?

_____

_____

Mögliche Ursache(n)?

_____

_____

Was verbessert deine Gefühlslage (z. B. Gefühle fließen lassen,
Ruhe oder Bewegung)?

_____

_____

Was verschlechtert sie (z. B. Aufstau der Gefühle,
Ruhe oder Bewegung)?

_____

_____

Selbstverantwortung

Hast du mal sehr alte und dennoch körperlich fitte und aktive Rentner beobachtet? Ich habe sehr viele beobachtet, befragt und untersucht. Und ich habe die Feststellung gemacht, dass diese Senioren eins verbindet: Sie machen sich von nichts abhängig. Sie wollen aktiv am Leben teilnehmen. Daher lassen sie sich auch nichts abnehmen und versuchen, möglichst alles allein zu managen. So bleiben sie unabhängig, selbstständig und werden ständig gefordert, statt sich in eine Komfortzone fallen zu lassen, die mit Abhängigkeit und Rückentwicklung zu tun hat.

Selbstverantwortung ist ein riesiges und mir sehr wichtiges Thema. Bei den meisten Menschen besteht die Überzeugung: »Wer gesund ist, hat Glück gehabt, und wer krank wird, hat Pech gehabt.« Es geht die Vorstellung um, dass »Krankheit einem geschieht«. Diese Auffassung teilte auch ich – jahrelang. Bis ich anfing, diese Sichtweise kritisch zu hinterfragen. Mittlerweile weiß ich, dass solch eine passive Sicht auf Gesundheit und Krankheit wenig sinnvoll ist und dem Menschen suggeriert, es gäbe keine Eigenverantwortung bei der eigenen Gesundheit. Das ist nachweislich falsch. Mittlerweile verstehen viele Menschen, dass sie Selbstverantwortung für die eigene Gesundheit übernehmen dürfen, um langfristig gesund zu bleiben.

Ich erlebe in der Praxis zwei verschiedene Typen von Menschen: diejenigen, die gern die Eigenverantwortung abgeben. Meistens beklagen sie sich schon zu Hause über ihre Schmerzen und machen gern irgendjemanden oder irgendetwas dafür verantwortlich. Es fällt ihnen unglaublich schwer, meine Fragen zu beantworten. Und sie sagen häufig: »Sie sind doch die Ärztin, das müssen Sie doch wissen!« Sie wählen den einfachen Weg: Tablette rein, Symptom vorübergehend verschwunden. Gleichzeitig ist die Ursache der Beschwerden nicht aus der Tiefe heraus behoben. Der Weg für die langfristige Gesundung geht immer einher mit dem Verstehen des Ursache-Wirkung-Prinzips. Die Menschen, die gelernt haben, auf ihren Körper zu hören, übernehmen gern Eigenverantwortung für ihre Gesundheit. Sie kennen ihren Körper und wissen, dass ihr eigenes Verhalten in der Vergangenheit zu diesen Symptomen geführt hat und dass deshalb auch sie selbst durch Veränderung der Verhaltensweise dazu beitragen können, dass die Symptome wieder verschwinden. Ich möchte dir einmal aufzeigen, welche Vorteile es hat, Eigenverantwortung zu übernehmen. Wenn du wieder Verantwortung für dich, dein Leben und deine Gesundheit übernimmst ...

- wächst in dir ein riesiges Selbstbewusstsein. Du verbindest dich wieder mit deinem Körper, lernst, seine Signale wahrzunehmen und darauf zu reagieren. Damit hast du dann einen eigenen inneren Arzt, der immer da ist.
- erhältst du extreme Selbstständigkeit. Deinen Körper kannst nur du selbst lesen und verstehen. So erhältst du dein eigenes Rezept, wie du mit deinem Körper umgehen kannst.
- wirst du unabhängig und frei und kommst raus aus der Opferhaltung.
- musst du nicht mehr so oft zum Arzt. Du brauchst niemanden mehr zu fragen, denn du lernst, dass die Antwort bereits in dir ist. Du brauchst nur leise genug sein, um sie zu hören.
- wächst in dir Vertrauen, und deine Angst verschwindet.

Übung – Du hast die Macht

Wähle eine Situation, in der du gesundheitlich nicht gut aufgestellt warst und von der du annimmst, sie hätte nicht verhindert werden können. Überlege, welche Maßnahmen nötig gewesen wären, damit die Folgen weniger schlimm ausgefallen wären. Bedenke dabei, dass wir einige Bereiche im Leben, wie z. B. Unfall oder den Tod eines Menschen, nicht beeinflussen können. Hier ist keine Kontrolle möglich, sondern es geht ums Akzeptieren. Außerdem ist sehr wichtig: Egal was passiert, du hast immer die Kontrolle über die Bedeutung, die du einer Sache gibst, den Fokus, den du wählst, und den Schritt, den du als Nächstes gehst.

Schulmedizin und Eigenverantwortlichkeit

Da ich aus der Schulmedizin komme und durchaus konservativ aufgewachsen und geprägt bin, werde ich oft mit der Frage konfrontiert: Was hältst du von Schulmedizin, wenn du doch jetzt den Weg der Eigenverantwortung vertrittst und lehrst? Meines Erachtens gibt es keinen Widerspruch zwischen Schulmedizin und Eigenverantwortung.

Nun will ich erst einmal erklären, was die beiden Begriffe für mich bedeuten: Schulmedizin ist für mich die wissenschaftliche, an den Universitäten gelehrte Medizin (→ auch Seite 33). Meiner Erfahrung nach befasst sie sich aus Gründen der hohen Nachfrage mit der Reparatur. Dafür werden Algorithmen und Maschinen verwendet, um genauer, schneller und effektiver zu werden. Zum Beispiel erhält ein Patient mit Herzinfarkt aufgrund einer Verstopfung eines Herzkranzgefäßes einen Stent, d. h. ein Implantat zum Offenhalten des Gefäßes, außerdem diverse Medikamente zur Risikominimierung. Für diesen fortgeschrittenen Prozess ist dies meines Erachtens der Goldstandard, um das kurzfristige Überleben zu sichern. Das ist ein Reparaturvorgang, der aufgrund der hohen Nachfrage wie am Fließband ausgeführt wird. Dabei wird aus Zeitmangel manchmal vergessen, die wirkliche Ursache für diese Erkrankung mit dem Patienten tief greifend und dahingehend zu besprechen, dass er wirklich versteht, dass er jetzt an der Reihe ist, in Zukunft anders zu leben, um die Prozesse, die zur Erkrankung geführt haben, zu stoppen (das ist die Eigenverantwortlichkeit) und damit langfristig sein Überleben zu sichern. Das mag manchmal schwierig sein, denn es gibt Patienten, die sich damit zufriedengeben. Sie wollen die Ursache gar nicht wirklich wissen und auch selbst keine Verantwortung dafür übernehmen, was auch völlig okay ist, denn jeder ist selbst für sein Leben verantwortlich. Dann gibt es Patienten, die verstehen die Problematik gar nicht. Sie sind momentan gar nicht offen für eine solche Bewusstheit.

Weiter gibt es Patienten, die befinden sich gerade in Lebensumständen, in denen es nur ums Überleben geht, zum Beispiel Flüchtlinge, die gerade eine Existenz aufbauen wollen, die wirklich andere Probleme haben und daher keine Zeit und Mühe für Bewusstheit übrig haben. Und dann gibt es Menschen, denen das Thema einleuchtet, die aber noch nicht bereit für Veränderungen sind. Alles völlig legitim und menschlich.

Letztendlich ist die Eigenverantwortlichkeit ein Luxus, den wir uns in einer aufgeklärten Welt ohne »wirkliche Probleme« leisten können. Eigenverantwortlichkeit setzt viel früher an. Menschen, die Eigenverantwortung übernehmen, die es lernen, auf den Körper zu hören und danach zu handeln, kommen gar nicht so weit, dass sie in die Reparatur müssen. Sie reagieren schon lange, bevor ein Symptom überhaupt entsteht. D.h. sie kennen ihre Signale so gut, dass sie ständig dabei sind, ihr eigenes Gleichgewicht aufrechtzuerhalten. Ein Ungleichgewicht wird wahrgenommen und daraufhin behoben. Menschen, die ihrem Körper aus irgendwelchen Gründen nicht zuhören können (seien es die Lebensumstände oder was auch immer – ganz, ohne diese Situation zu bewerten!), kommen demnach bei einem langen bestehenden Ungleichgewicht zu einem Symptom und dann zu einer Krankheit. Dass dann eine Bewusstwerdung und der Prozess der Eigenverantwortlichkeit viel zu lange dauern, um die Erkrankung anzugehen, ist klar. Demnach ist die Reparaturmedizin ausgesprochen wichtig! Insbesondere für Notfälle, aber auch für chirurgische Eingriffe ist sie unschlagbar. Aber auch für alles andere hat die Schulmedizin absolut ihren Platz. Denn die Eigenverantwortlichkeit erreicht aus den oben genannten Gründen nur einen kleinen Teil der Bevölkerung und kann erst nach und nach entstehen. Von daher bin ich sehr froh, dass wir die Schulmedizin haben, möchte aber gleichzeitig auf die Eigenverantwortlichkeit aufmerksam machen, damit wir in Zukunft nicht mehr so viele Reparaturvorgänge durchführen müssen.

Den Weg der Eigenverantwortlichkeit wünsche ich mir für unsere Welt in Zukunft für jedermann. Natürlich weiß ich, dass das momentan (noch) nicht möglich ist. Viele Menschen haben andere Probleme und Sorgen, als ihr eigenes Leben zu reflektieren. Ihnen geht es darum zu überleben, Geld zu verdienen, um die Familie zu ernähren. Sie müssen (und hier benutze ich dieses Wort mit Absicht) *funktionieren*. Deshalb ist für sie die Reparaturmedizin für den Moment das Richtige, um schnell wieder arbeitsfähig gestellt zu werden. Ich finde es gleichzeitig aber auch fair, meinem Patienten das so zu erklären. Dass eine Tablette nur eine kurzfristige Symptombehebung ist, die wahre Ursache aber damit nicht behoben ist. Meines Erachtens hat jeder Mensch selbst das Recht zu entscheiden, was er möchte. Da sehe ich mich nicht als jemand, der überreden möchte oder bewertet. Ich verstehe jede individuelle Entscheidung. Wie gesagt, das ist auch eine Frage der Lebensumstände.

Noch vor einigen Jahren ging es unseren Vorfahren auch nicht um Ursachenbehebung, sondern einfach nur ums Überleben. Aufgrund dessen wird es die Schulmedizin auch immer als Reparaturmedizin geben. Deshalb würde ich auch niemals einem Menschen raten, ausschließlich das eine oder das andere in Anspruch zu nehmen. Es darf immer eine Kombination sein.

Die eigenverantwortliche Medizin ist immer ein Prozess, der dauert, und wenn ein Ungleichgewicht schon in einer Krankheit mit einer Symptomatik manifest geworden ist, dann würde ich zur Zeitgewinnung immer eine schulmedizinische Behandlung empfehlen. Dafür haben wir ja die Medikamente und chirurgischen Techniken, die gut erforscht sind und deren Nutzen bewiesen ist. Es ist mir ganz wichtig, dass das nicht falsch verstanden wird.

Krankheit als Chance

Hast du dir schon mal vorgestellt, dass eine Krankheit eine Art Geschenk ist, etwas Positives für dich bedeuten könnte? Hast du dir schon einmal überlegt, dass sie im Nachhinein das Beste ist, was dir passieren konnte? Wenn mich das früher jemand gefragt hätte, dann hätte ich denjenigen für verrückt erklärt. Ich komme aus einem konservativen Elternhaus, und mein Vater ist Schulmediziner. Meine Eltern waren nie krank. Bei mir persönlich hatte man sowohl im Studium als auch in der Facharztausbildung nicht krank zu sein. Als ich während des Studiums unter Schwindel litt und in der Facharztausbildung Migräne hatte, schämte ich mich sehr dafür und versuchte, es möglichst immer zu vertuschen. Im Nachhinein weiß ich: Das waren Zeichen meines Körpers, dass etwas aus dem Gleichgewicht geraten war. Krankheit wird in unserer westlichen Welt meistens negativ bewertet und ist mit Angst behaftet. Ich kann das verstehen. Ich hatte mein gesamtes Studium Angst vor Krankheiten und insbesondere vor Krebs. Ist ja auch nicht abwegig, denn durch mein Studium richtete sich mein Fokus ständig auf Krankheit, und auch durch die Medien wird uns ständig Angst gemacht. Außerdem besteht verbreitet der Glaubenssatz, dass Krankheit uns »geschieht«.

In meinen Augen sollte dieser Ansatz hinterfragt werden. Es ist immer ein Ursache-Wirkungs-Prinzip: Ein Symptom entsteht, weil ich mich in der Vergangenheit dementsprechend verhalten habe. Wenn mich das Symptom nervt, kann ich mich in der Zukunft anders verhalten, damit das Symptom verschwindet. Dafür muss ich lernen, auf meinen Körper zu hören. Das Bewusstsein darf sich ändern. Wenn du beobachtest und daraufhin dein Verhalten veränderst, übernimmst du schon von ganz allein Selbstverantwortung. Wichtig ist auch hier: Nur beobachten, nicht bewerten. Bewerte die Symptome nicht. Frage dich lieber: Was hat dazu geführt? Was kann ich ändern, damit das Symptom verschwindet? Wodurch ist mein Gleichgewicht ins Wanken gekommen? Was will mir mein Körper damit sagen?

Unsere Symptome helfen uns zu erkennen, wenn wir im Ungleichgewicht sind oder nicht mehr auf dem richtigen Weg. Indem wir dieses Signal wahrnehmen, es deuten und uns dementsprechend anders verhalten, können wir unseren Körper wieder zurück ins Gleichgewicht bringen und unseren persönlichen Weg so ändern, dass er an unsere persönlichen Bedürfnisse angepasst ist.

Ich kenne sehr viele Geschichten von Patienten, die in ihrer Lebensgeschichte eine einschneidende Krankheit hatten und im Nachhinein unglaublich dankbar dafür sind, weil sie dadurch etwas sehr Wichtiges gelernt oder in ihrem Leben verändert haben. Da gibt es viele Beispiele. Vielleicht kommt dir das jetzt am Anfang etwas ungewohnt und falsch vor, das geht vielen Menschen so. Trau dich einfach mal, umzudenken und aus dem »Minus« ein »Plus« zu machen. Wenn du z. B. bisher gegen eine chronische Krankheit angekämpft hast, also dich dafür geschämt hast und sie »weghaben wolltest«, dann frag dich jetzt:

Warum kann diese Krankheit deine persönliche Chance
zur Veränderung sein?

Was wäre, wenn die Krankheit dir zu einer positiven
Veränderung helfen würde?

_____

_____

_____

Was könnte »Gutes« an deiner Krankheit sein?

_____

_____

_____

Krisen machen stark

I ch möchte dir hier ein bisschen Mut machen. Nach meinem Empfinden wird mir in unserer Gesellschaft immer zu schnell bewertet. So gelten Krisen als Niederlage und werden als schlecht bewertet. Ich finde, wir dürfen auch mal ein Umdenken zulassen: Was, wenn die Krise mein größtes Geschenk ist? Was, wenn die Krise ein Geschenk ist, das ich die ganze Zeit nicht öffnen will, weil alle davon ausgehen, dass etwas Negatives darin versteckt ist? Meines Erachtens ist jede Situation, die du erlebst, ein Geschenk. Wenn du deinen Blickwinkel änderst und mal auf Dinge guckst, die dir in der Vergangenheit »passiert« sind, die in diesem Moment vielleicht ganz schrecklich waren, aber im Nachhinein einen positiven Effekt auf dein Leben hatten, wirst du merken, dass alles eine Frage des Blickwinkels ist: Kennst du solche Situationen? Hat sich bei dir auch schon einmal eine Krise im Nachhinein als positive Fügung gezeigt? Hast du dir schon einmal Frauen angesehen, die den Krieg überstanden haben? Hast du dich auch manchmal gefragt, wie sie trotz alledem so rüstig sind und eine positive Einstellung zum Leben haben? Von solchen Persönlichkeiten können wir lernen. Diese Frauen akzeptieren das Leben, nehmen es so an, wie es ist, und ändern ihren Blickwinkel. Anstatt zu jammern, fragen sie sich: Was kann ich daraus lernen?

So kenne ich viele ältere Damen, die trotz allem viel Positives aus diesen Zeiten zu berichten haben. Sie haben von der Krise profitiert, weil sie dazugelernt haben, weil sie gelernt haben, mit wenig auszukommen, und weil sie gefordert waren und flexibel und kreativ bleiben mussten. In der heutigen Zeit geht es uns extrem gut, wir leben in wirtschaftlichem Wohlstand und Sicherheit und müssen keine großen Unannehmlichkeiten in Kauf nehmen. Es passieren allerdings auch keine großen Veränderungsprozesse. Für viele Menschen besteht das Ziel darin, sich ein Haus zu kaufen, Kinder zu bekommen und sich schließlich zur Ruhe zu setzen. Was dann passieren kann, ist Folgendes: Das Gehirn ist irgendwann nur noch kohärent, d. h. es wird nicht mehr gefordert. So können sich keine neuen Informationsstraßen bilden und die alten werden immer fester und fester, sodass einige Menschen sich richtig in ihren Mustern festfahren und da nicht mehr herauskommen. Eben weil es hier in Deutschland so bequem geworden ist und man sich nicht mehr bewegen muss. Ich sage nicht, dass Kohärenz schlecht ist, im Gegenteil: Ein Wechsel von Ruhe und Herausforderung ist optimal.

Eine große Urangst von uns Menschen ist immer die Angst vor Veränderung. Das ist es meistens, was eine Krise mit sich bringt: eine Veränderung. Was aber, wenn Veränderungen einen positiven Einfluss auf unseren Körper und unseren Geist haben? Was, wenn Veränderungen uns jung halten und wir dadurch fit und flexibel bleiben? Dann nimmt die Schwere einer Krise einen Hauch von Positivität an, nämlich die Möglichkeit zur Veränderung. Wir leben in einer Welt des Dualismus mit Yin und Yang. Es gibt in jedem noch so kleinen Aspekt, Ding, Lebewesen, in jeder Situation, Möglichkeit und Meinung zwei Seiten einer Medaille. Es gibt immer einen Yin-Aspekt und einen Yang-Aspekt. Und so gibt es für alles auch eine positive und eine negative Ausführung.

Was wir machen, ist Folgendes: Wir halten so sehr an einer Seite fest, dass wir uns gar nicht erlauben, die andere Perspektive überhaupt mal gedanklich zuzulassen. In so vielen Bereichen des Lebens konzentrieren wir uns auf die eine Seite der Medaille. In unserer Welt der Bewertungen steht fest: Krisen sind schlecht, Arbeitslosigkeit ist schlecht, Streit ist schlecht. Was, wenn all das nicht mehr bewertet wird, sondern einfach genommen wird als das, was es ist, und das Beste daraus gemacht wird? Du könntest sogar einen Schritt weiter gehen und mal darüber nachdenken, ob es vielleicht auch positiv für dich sein könnte? Beispielsweise habe ich Streit früher immer gehasst und vermieden.

Heute weiß ich, dass Streit auch positiv für eine Beziehung ist, weil die Dinge auf den Tisch kommen, die Emotionen fließen dürfen und Energie freigesetzt wird für einen Veränderungsprozess. Durch Konflikte und Streit wachse ich und lerne dazu.

Genauso sehe ich es mit Fehlern: Je mehr Fehler ich mache, desto schneller lerne ich. Und je mehr Krisen kommen, desto mehr entwickelt sich meine Persönlichkeit. Es ist nicht so, dass ich mir Krisen wünsche, aber ich habe keine Angst mehr vor ihnen. Sie sind Teil des Lebens, genauso wie die positiven Zeiten. Ohne das eine würde es das andere nicht geben. Ohne Dunkelheit kein Licht, ohne Sonne kein Schatten, ohne Trauer keine Freude, ohne Yin kein Yang, ohne Frau kein Mann. Diese Dualität gilt es in meinen Augen wieder anzunehmen und lieben zu lernen.

Übung – Think pink!

Du kannst lernen, in allen Aspekten das Positive zu sehen. Mach aus dem »Minus« ein »Plus«. Anstatt zu jammern, frage dich: Was kann ich daraus lernen?

Jetzt bist du dran: Notiere ein paar Situationen, die du bisher negativ bewertet hast, und versuche, die andere Seite der Medaille zu sehen. Was könnte »gut« daran sein? Wie kannst du das Ganze für dich und deine Mitmenschen nutzen?

_____

_____

_____

_____

_____

Salutogenese, Kohärenz und Resilienz

Ich habe mich immer gefragt, warum einige Menschen schneller gesund werden als andere und warum manche trotz ihrer ziemlich ungesunden Lebensweise nicht erkranken. Eine Erklärung habe ich in den folgenden Begriffen gefunden: Salutogenese, Kohärenz und Resilienz.

Die **Salutogenese** wird auch als Gesundheitsentstehung bezeichnet, also: Wie entsteht Gesundheit? Nach dem Salutogenese-Modell von Aaron Antonovsky[9] ist Gesundheit nicht als Zustand, sondern als Prozess zu verstehen. Risiko- und Schutzfaktoren stehen in einem Wechselwirkungsprozess. Aaron Antonovsky, Medizinsoziologe, wollte wissen, warum KZ-überlebende Frauen trotz unvorstellbarer Qualen mit anschließendem Flüchtlingsdasein als körperlich und psychisch gesund beurteilt wurden. Er stellte sich die Frage, welche Eigenschaften und Ressourcen diesen Menschen geholfen hatten, unter diesen schrecklichen Bedingungen der Haft ihre Gesundheit zu erhalten. Wie also entsteht und wie erhält sich Gesundheit? Auf diese Frage hin entwickelte er das Konzept der Salutogenese. Wichtig dabei ist die sogenannte **Kohärenz**. Sie beinhaltet drei Aspekte:

- ✘ die Fähigkeit, die Zusammenhänge des Lebens zu verstehen, also das Gefühl der Verstehbarkeit.
- ✘ die Überzeugung, das eigene Leben gestalten zu können, also die Handhabbarkeit oder Bewältigbarkeit.
- ✘ den Glauben an einen Sinn im Leben, also das Gefühl der Sinnhaftigkeit.

Und dieses sich aus den drei Aspekten zusammensetzende Kohärenzgefühl war für ihn die Antwort auf die Frage, wie Gesundheit entsteht. Es ist ein Gefühl des Vertrauens, dass die Stimuli (Reize), die sich im Verlauf des Lebens aus der inneren und äußeren Umgebung ergeben, strukturiert, vorhersehbar und erklärbar sind, einem die Ressourcen zur Verfügung stehen, um den Anforderungen, die diese Stimuli stellen, zu begegnen, und diese Anforderungen Herausforderungen sind, die Anstrengung und Engagement wert sind. Gesundheit und Krankheit sind für Antonovsky eher Zustände. Bei jedem Lebewesen können wir gesunde und kranke Aspekte feststellen, solange es lebt, z.B. findet man bei einem sterbenskranken auch noch viele gesunde Aspekte.

Und da erkenne ich die Parallele zur TCM, in der es auch nichts Absolutes gibt. Yin und Yang stehen immer in Beziehung zueinander. Es besteht immer ein relativer Überschuss der einen Seite oder eben ein Gleichgewicht. Und das ist bei der Salutogenese nicht anders. Wenn ich das Ganze jetzt auf mein Leben anwende, komme ich zu drei wesentlichen Punkten:

✖ Verstehbarkeit:

Ich verstehe meine Welt. Ich verstehe, dass Fehler gut sind und ich aus ihnen lernen kann. Ich verstehe, dass der Körper mir Signale gibt und ich darauf achten und somit meine Gesundheit positiv beeinflussen kann.

✖ Bewältigbarkeit:

Im Leben stehe ich immer wieder vor Aufgaben, die ich lösen kann. Ich habe Ressourcen in mir, die ich dafür einsetzen kann.

✖ Sinnhaftigkeit:

Mein Leben hat einen Sinn, denn das alles, was ich bisher in meinem Leben gelernt habe, kann ich dir weitergeben, und das macht mir Freude.

Resilienz ist die psychische Widerstandsfähigkeit, also die Fähigkeit, Krisen zu bewältigen und aus Krisen gestärkt hervorzugehen. Ursprünglich bezeichnete Resilienz die Stärke eines Menschen, Lebenskrisen wie Arbeitslosigkeit, schwere Krankheiten oder Verlust eines Angehörigen durchzustehen. Ich wundere mich immer wieder über Menschen, die extrem viel durchgemacht haben, also z. B. nach Traumata oder Vergewaltigung trotzdem ohne irgendwelche Reparaturmechanismen in extrem guter psychischer und körperlicher Verfassung sind. Resiliente Personen haben gelernt, dass sie es selbst sind, die über ihr Leben bestimmen. Sie machen sich nicht abhängig von irgendjemandem, sie vertrauen nicht auf Glück oder Zufall, sondern sie nehmen die Dinge selbst in die Hand und haben ein realistisches Bild von ihren eigenen Fähigkeiten.

Heutzutage wird der Begriff auch verwendet für Menschen, die mit Belastungen, z. B. der Arbeitswelt, in angemessener Weise umgehen können und so ihre psychische Gesundheit erhalten. Einflussfaktoren für die Resilienz sind Unterstützung durch die eigene Familie, das soziale Umfeld, die Kultur, außerdem emotionale und soziale Intelligenz, die Wahrnehmung der Perspektiven, die Akzeptanz des Unveränderbaren und die Konzentration aller Energien auf das als Nächstes Anstehende.

Jeder ist von Natur aus resilient, nur in unterschiedlicher Ausführung. Die Grundlage wird in der frühen Kindheit gelegt. Resilienz wird durch die Erfahrung einer stabilen, haltgebenden Beziehung geschaffen. Dabei spielen Halt, Vertrauen und Förderung eine Rolle. Daneben gibt es personelle Resilienzfaktoren: Das sind angemessene Selbst- und Fremdwahrnehmung, angemessene Selbststeuerungsfähigkeiten (also mit aufkommenden Gefühlen umzugehen), soziale Kompetenzen, Problemlösungskompetenzen, eine positive Selbstwirksamkeitserfahrung (dass man sich also selbst als wirksam erfährt) und Bewältigungsfähigkeiten (was kann ich leisten, wo kann ich mir Unterstützung holen?). Resilienz ist erlernbar. Wichtig ist, dass es ein Prozess ist. Es fängt mit dem Umdenken an und kann dann Stück für Stück erlernt werden. Du siehst hier also ganz deutlich: Menschen, die gesund bleiben, sind Menschen, die positiv auf das Leben blicken, Selbstverantwortung übernehmen und in den Dingen einen Sinn sehen. Es sind Menschen, die nach vorn gucken, die hin zu Gesundheit schauen.

Angst vor Krankheit – Mut zur Gesundheit

Die Angst vor Krankheit ist bei uns hier im Westen weitverbreitet – gerade aufgrund entsprechender Berichterstattungen der Medien und der zunehmenden Tendenz, Symptome mittels Suchmaschinen einzuordnen. Dort steht natürlich immer als Allererstes das Horrorszenario, was uns dann ein extremes Kopfkino bereitet und uns immer weiter in die Angst versetzt. Das Ganze ist ein Teufelskreis, aus dem es dann nicht mehr so leicht ist herauszukommen. Ich möchte hier an dieser Stelle einmal »Stopp!« sagen:

Denn Angst vor Krankheiten zu haben ist ein starker Verhinderungsgrund für Gesundheit. Warum? Das ist simpel: Dein Fokus ist darauf gerichtet, etwas zu verhindern, anstatt etwas zu erreichen. Da kannst du dir ganz gut eine Fußballmannschaft vorstellen: Nicht alle Spieler des Teams schützen permanent das Tor, um keine Tore zu kassieren, sondern sind am Tore schießen und Gewinnen interessiert.

Versteh mich nicht falsch, Krankheit zu vermeiden ist wichtig. Entscheidend ist hier aber der Umdenkprozess. Du verhinderst Krankheit eher, wenn du deinen Fokus auf die Gesundheit richtest, also weg von der Krankheit und hin zur Gesundheit. Bei allen Sportarten ist es wichtig, das Ziel im Blick zu haben und nicht das, was man vermeiden will. Mit dem Unterbewusstsein ist es nicht anders: Wenn du auf das Vermeiden von Krankheit ausgerichtet bist, beschäftigt sich das Unterbewusstsein dummerweise die ganze Zeit mit Krankheit und natürlich auch mit Angst.

Dementsprechend wird es dann natürlich auch mit der Gesundheit nichts. Stattdessen solltest du dich mit Gesundheit beschäftigen und mit der Frage: Wie schaffe ich es, noch gesünder zu werden?

Meine Vision ist, dass auf dieser Welt immer mehr Menschen zu mehr Gesundheit kommen, denn wenn immer mehr Menschen zu mehr Gesundheit kommen, dann können diese wiederum noch mehr Menschen auch wieder zu Gesundheit verhelfen. Du kannst von jemandem, der seinen Fokus nur auf Krankheit gerichtet hat, nicht lernen, gesund zu werden. Keine Chance!

Du kannst von jemandem lernen, der gesund ist, der weiß, wie auch du es schaffst, zu mehr Gesundheit zu kommen, wieder auf deinen Körper zu hören, wieder Vertrauen zu fassen und wieder mit deinem Körper zusammenzuarbeiten. Hier kannst du lernen, auch wieder gesünder zu werden.

Wichtig ist also, dass du in Kontakt kommst mit Menschen, die genau das können. Finde Menschen, die gesund sind, die auf ihren Körper hören, finde Menschen, die intuitiv auf die Körpersignale lauschen und ihnen vertrauen. Finde Menschen, die können, was du gern können willst. Denn Menschen, die gesund und dabei fröhlich sind, erzählen auch gern darüber, und es macht ihnen Freude, dich zu unterstützen. Wenn du wirklich die Entscheidung triffst, gesünder zu werden, wirst du auch Menschen treffen, die nicht einverstanden sind mit deinem Lebenswandel, deiner neuen Art zu denken. Das liegt daran, dass manche Veränderungen eher kritisch gegenüberstehen. Diese Menschen wollen dich dann wahrscheinlich unbewusst von Veränderungen abhalten. Die Kritik bekommst du in der Regel von denen, die Angst vor Krankheit haben, und aufgepasst – sie befinden sich in der Überzahl! Wichtig an dieser Stelle ist, dass du keine Angst haben brauchst vor negativer Kritik. Diese Widerstände gehören zu dem

Veränderungsprozess dazu und sind gewissermaßen ein Teil des »Preises«, der für die Veränderung bezahlt wird. Entscheide dich also, zu welcher Spezies du in Zukunft gehören willst.

Ich empfehle dir: Habe mehr Mut zur Gesundheit. Ich habe diesen Mut auch gehabt, ich habe ihn immer noch, und ich werde auch immer gesünder. Immer wieder habe ich Dinge getan, um Schritt für Schritt weiterzukommen. Gesünder und unabhängiger zu leben bedeutet für mich alles! Dadurch, dass ich jetzt gesünder bin, kann ich viel mehr Menschen helfen, habe viel mehr Energie und kann z.B. dieses Buch schreiben, um auch dir zu helfen.

Der Wille als Triebfeder

D er Wille ist neben der Kognition (Erkenntnis) und dem Fühlen
(Emotionen) die dritte Komponente der Psyche. Er beschreibt
das Umsetzen von Vorstellungen in die Realität durch Handlungen. Daher wird er auch als Umsetzungskraft beschrieben.
Meines Erachtens ist der Wille die stärkste Triebkraft zur
Veränderung in uns. Wichtig ist zu wissen, was du persönlich
eigentlich willst. Das machst du, indem du wieder auf den Körper hörst, wieder Kontakt mit ihm aufnimmst und seine Signale
wahrnimmst.

Ich bin fest davon überzeugt, dass du tief in dir weißt, was du
willst. Aufgrund von äußeren Zwängen, Erwartungen oder Anforderungen kann dies jedoch verdeckt sein. Also begib dich auf
die Suche nach dem, was du eigentlich willst, nach deinem Potenzial, nach dem, was du deinen Mitmenschen nicht vorenthalten
solltest. Jeder Mensch hat dieses gewisse Potenzial, bei dem er
die Leidenschaft spürt, seine Augen leuchten und er in den Flow
kommt. Und das kannst du für dich herausfinden, indem du wieder auf den Körper hörst und herausfindest, was dir guttut, dir
Spaß macht und du brauchst. Ich möchte jetzt nicht sagen, dass
du nichts mehr für andere tun darfst und total egoistisch sein
sollst, im Gegenteil: Wenn du genau weißt, was dir guttut und was
dir hilft, dann kannst du auch besser für andere sorgen. Genauso,
wie es die Sicherheitsanweisung im Flugzeug immer besagt: Zie-
hen Sie sich selbst zuerst die Sauerstoffmaske auf, bevor Sie anderen helfen. Und das ist meines Erachtens das Wichtigste für die
eigene Gesundheit: Erst wenn du dich selbst kennst, auf deine
Bedürfnisse eingehen kannst und dich selbst gut versorgst, also

ständig in Kontakt mit deinem Körper bist und mit ihm kommunizierst, dann bist du im Einklang mit dir selbst und kannst auch anderen dabei helfen.

Der Wille hängt damit zusammen. Ohne deinen Willen wirst du kaum etwas erreichen. Wenn jemand nicht gesund werden möchte, dann kann auch ein Arzt nicht helfen. Denn das, woran du persönlich glaubst, also deine persönliche Wahrheit und dein Wille sind stärker als der Einfluss von außen. Ich habe es gehasst, Patienten Diätvorschriften oder Ähnliches zu machen. Es macht keinen Sinn, jemanden zu überreden, wenn kein eigener Wille da ist.

Unbewusste Vorteile einer Krankheit

Ich habe mich immer gefragt, warum einige Menschen trotz aller Bemühungen nicht gesund wurden. Das wollte ich unbedingt wissen. Ganz oft hat sich ergeben, dass die Krankheit für diese Person noch einen Sinn hatte. Diese Person wollte unterbewusst gar nicht richtig gesund werden, weil die Krankheit mit einem Vorteil behaftet war. Welche Vorteile können das sein?

✖ Fürsorge durch Angehörige: Wenn jemand krank ist, wird er besonders umsorgt, was vielleicht ohne Krankheit ausbleibt. Das mag für einige Menschen ein Vorteil sein.

✖ Aufmerksamkeit: Durch Krankengeschichten und Berichte von Operationen und Krankenhäusern gibt es immer spannende Gesprächsthemen. So kann der ein oder andere vielleicht die gewünschte Aufmerksamkeit bekommen.

✖ Angst vor Veränderung: Wenn eine seit Jahren bestehende Krankheit den Alltag eines Menschen bestimmt und sich alles um dieses Thema dreht und der Mensch sich durch und durch damit identifiziert, fiele ein großer Teil seines Lebens weg, wenn die Krankheit nicht mehr bestünde. Die Angst vor dem Neuen, Ungewohnten ist manchmal größer, als wir denken.

✖ Bequemlichkeit: Veränderung zu wollen und Eigenverantwortung dafür zu übernehmen bedeutet Aufwand und »ins Handeln kommen«.

Ich kann diese Gedanken sehr gut nachvollziehen, denn bei mir war es eine lange Zeit in meinem Leben genauso. Ich wusste, dass etwas ganz und gar nicht stimmte. Ich lebte total ungesund, schaffte es aber nicht, etwas zu verändern. Ich war in dieser Schleife der Opferhaltung gefangen und habe alle anderen dafür verantwortlich gemacht. Das Ganze geht so lange, bis der Leidensdruck so groß wird, dass du »Stopp« sagst, aufstehst und etwas veränderst. Der Wille nach Gesundheit war in mir, er musste nur erst stark genug werden. Wenn du dieses Buch liest, scheint in dir ja auch ein Wille zu sein, ein Wille nach Veränderung. Dazu kann ich dir schon mal gratulieren, denn das ist der allererste Schritt. Und manchmal vergeht ein bisschen Zeit, bis es zur Umsetzung kommt. Ich habe mir damals erst einmal ganz viel Input und Wissen von außen geholt und das Erlernte erst später umgesetzt, als der richtige Zeitpunkt gekommen war.

Alles zu seiner Zeit! Und wenn die Zeit für dich jetzt noch nicht reif ist, hab Vertrauen, dass die Zeit irgendwann kommen wird. Wichtig und schön ist, dass du dir schon bewusst darüber bist, dass du dich verändern kannst, wenn du willst – und dass alles möglich ist. Das ist doch unglaublich schön, oder? Dass alles möglich ist, wenn du es nur willst.

Wenn der Wille im Inneren eines Menschen hingegen nicht da ist, kann man auch von außen nichts bewirken. Das ist eine versteckte Burn-out-Falle. Wenn also jemand gar keinen Willen zur Veränderung hat oder noch unterbewusst einen Nutzen in der derzeitigen Situation sieht, dann hat man gar keine Chance, etwas Gegenteiliges zu erreichen.

Deshalb möchte ich dich hier auch nicht überzeugen: Ich akzeptiere, wenn jemand nicht offen für Veränderung ist, denn mir ging es ja auch lange in meinem Leben so. Ich möchte dich einladen, wieder die Verantwortung in deinem Leben zu übernehmen. Jetzt fragt der ein oder andere vielleicht, wie es sein kann, dass er sich gern verändern will, es aber doch nicht schafft. Du kannst dir unseren Geist wie einen riesigen Eisberg vorstellen: Die Spitze, die aus dem Wasser guckt, ist das Bewusstsein, also der klare Verstand, und er stellt nur 5 Prozent dar. Der größte Teil des Eisberges befindet sich unter Wasser. Das Unterbewusstsein ist mit 95 Prozent viel größer und machtvoller.

Wenn dort also eingespeichert ist, dass eine Verhaltensweise oder eine Krankheit dir noch irgendeinen Nutzen bringt, dann kann dein bewusster Wille (also diese 5 Prozent) nicht gegen das Unterbewusstsein ankommen. Es mag wenige Ausnahmen geben, die das durch reine Willenskraft schaffen. Durch den klaren Verstand, also dein Bewusstsein, kannst du manchmal nicht erfassen, was da im Unterbewusstsein los ist. So kann es sein, dass du gegen eine Verhaltensweise ankämpfst, deren Ursprung du nicht verstehst. Oberflächlich sieht es so aus, als möchtest du die Krankheit loswerden, in der Tiefe sitzt aber noch irgendetwas, was die Krankheit festhält. Wenn deine Symptome auch nach längerer Zeit nicht verschwinden, frage dich:

Was für einen Nutzen könnte deine Krankheit noch haben? Was bekommst du Gutes durch deine Erkrankung? Was passiert, wenn die Krankheit über Nacht plötzlich verschwinden würde? Wie würdest du dich fühlen?

Übung – Denke groß!

Der Wille ist die Triebfeder für alles. Was möchtest du in deinem Leben ganz prinzipiell? Hier geht es nicht so sehr um materielle Wünsche, sondern vielmehr um das, was du hier auf der Welt erleben willst. Frage dich: Was steckt eigentlich hinter deinem Wunsch?

_____

_____

_____

Wie möchtest du dich dadurch fühlen? (Anmerkung: Denke groß. Versuche, dich nicht zu limitieren.)

_____

_____

_____

Was würdest du tun, wenn Geld keine Rolle spielen würde?

_____

_____

_____

Anmerkung: Alles ist möglich. Die Blockade liegt meistens im Unterbewusstsein. Wenn du einen Widerstand spürst, frage dich: Was könnte der versteckte Nutzen dahinter sein? Was ist gut daran, dass das, was du willst, momentan noch nicht da ist? Welche negativen Glaubenssätze hindern dich an der Umsetzung (→ auch Seite 143 ff.)?

Gedanken erzeugen Gefühle

Der Körper macht immer mit – er reagiert auf unsere Gedanken. Gedanken sind die Sprache des Gehirns, Gefühle sind die Sprache des Körpers. Wenn das Gehirn einen Gedanken denkt, erzeugt der Körper einen Botenstoff, der ein Signal an den Körper schickt. Daraufhin reagiert der Körper mit einem Gefühl. Das Gehirn bemerkt dieses Gefühl und reagiert daraufhin wieder mit einem Gedanken, der zu diesem Gefühl passt, es werden mehr solcher Botenstoffe ausgeschüttet, wie in einer Schleife (die bei vielen jahrelang so weitergeht). Diese Gedankenschleifen erzeugen im Gehirn feste Verästelungen, wobei die Neuronen immer wieder in gleicher Weise feuern.

Da wir jetzt wissen, wie wir durch unsere Gedanken unsere Gefühle erzeugen, können wir Einfluss nehmen auf die Gegenwart und damit auf unsere Zukunft. Damit meine ich: Wir können uns unsere Gedanken aussuchen und lernen, positive Gedanken zu denken, um positive Gefühle zu kreieren. Vorher müssen aber noch zwei wichtige Schritte erfolgen:

Gedanken beobachten

Indem du dich bewusst von deinen Gedanken trennst, kannst du zum Beobachter deiner eigenen Gedanken werden. In ruhigen Momenten (z. B. auch in einer Meditation) kannst du plötzlich feststellen, dass der Kopf von allein ständig Gedanken erzeugt, die zu bestimmten Gefühlen führen. Auf bestimmte Gedanken reagieren wir mit Unwohlsein oder Freude. Und immer wieder dieselben Gedanken zu denken, erzeugt immer wieder dieselben Gefühle.

Bewusst kannst du dich von deinen eigenen Gedanken trennen und sie als Ego, also als etwas, womit du dich dein Leben lang identifiziert hast, entlarven. Wir sind aber nicht unser Ego. Indem wir unser Ego, also unsere Gedanken und damit zusammenhängenden Identifikationen beobachten, sind wir bereits auf einer anderen Ebene. Wir erkennen, dass das nur unsere Gedanken sind, aber nicht wir selbst. Wir identifizieren uns nicht mehr mit den Gedanken (und unserem Ego), sondern sind uns dessen bewusst.

Eingekapselte Gefühle loslassen

Wenn besonders hartnäckige Gefühle wie Angst, Trauer oder Wut auftreten, ist sehr wichtig, diese Gefühle ernst zu nehmen und nicht zu verdrängen. Sie wollen an die Oberfläche. Das ist ein Teil des Heilungsprozesses (→ Seite 50). Wenn das unangenehme Gefühl kommt, ist es wichtig, es da sein zu lassen. Viele Menschen haben Angst vor ihren negativen Gefühlen und verdrängen sie. Sie möchten sich ihnen nicht stellen, weil sie Angst haben, die Kontrolle zu verlieren. In Wahrheit steckt sehr häufig die Angst vor dem Tod dahinter.

Beispielsweise wird während der Corona-Krise krampfhaft versucht, Sicherheit zu erzeugen, damit wir uns nicht mit unserer Angst konfrontieren müssen. Das aber führt dazu, dass diese Gefühle unterdrückt und im Körper eingekapselt werden.

Hier dürfen wir lernen umzudenken. Wichtig ist, dass die Gefühle Raum bekommen, das heißt, dass sie da sein dürfen. Nichts ist schlimmer für den Organismus, als lange Zeit Gefühle zu unterdrücken. Wenn du ganz und gar »Ja« zu deinen Gefühlen sagst, dürfen sie da sein und sich in deinem ganzen Körper ausbreiten. Du kannst dich fragen, wo das Gefühl sitzt. Oft spüren wir es im Bereich des Halses »wie einen Kloß« oder wie einen Stein auf dem Herzen. Wenn du dich dem Gefühl ganz und gar hingibst, kann es sein, dass dich ein Schwall von starken Gefühlen überkommt. Endlich darf sich das Gefühl aus deinem System lösen. Du brauchst keine Angst davor zu haben, denn hinter diesem intensiven Gefühl ist immer Ruhe und Frieden. Ein Gefühl, das voll und ganz zugelassen wird, bleibt niemals für immer, sondern verschwindet meist nach einigen Minuten (je nachdem, wie lange es schon unterdrückt worden ist) und weicht einem Gefühl des inneren Friedens.

Viele Menschen haben Angst, diese Gefühle zuzulassen, weil sie denken, dass sie dann in ein Loch fallen, aus dem sie nicht wieder herauskommen. Sie haben Angst, die Fassung zu verlieren und dann nicht länger zu funktionieren. Die Kontrolle zu verlieren ist so sehr angstbesetzt, dass sie mit aller Gewalt gewahrt wird. Die Furcht, zusammen mit der Kontrolle die eigene Identifikation zu verlieren, ist so groß, dass nicht losgelassen werden kann. Dann empfehle ich, Hilfe in Anspruch zu nehmen. Es gibt gute Therapeuten, die dich sanft durch diese Prozesse begleiten, damit du nicht allein bist. Wenn sich lange gespeicherte Gefühle aus dem Körper lösen, wird Energie freigesetzt und Blockaden verschwinden. Es ist unglaublich, was durch innere Arbeit möglich ist.

Ursache chronischer Erkrankungen

Bevor sich Krankheiten körperlich manifestieren, existiert immer bereits eine Störung im feinstofflichen Feld. In dem Buch

»Chakras im Heilungsprozess« vergleichen die Ärztin Dr. med. Shafica Karagulla und die hellsichtige Heilerin Doris Kunz die jeweils medizinische Diagnostik und die hellsichtigen Beobachtungen des Körperfeldes bei bestimmten Erkrankungen. Es stellt sich heraus, dass die hellsichtigen Wahrnehmungen von Doris Kunz weit über die Untersuchungsergebnisse von Dr. Karagulla hinausgehen.[10] Diese Störung im feinstofflichen Feld bleibt auch trotz Entfernung eines kranken Gewebes bestehen. Die Fehlorganisation im Feld kommt häufig durch verdrängte und in der Folge körperlich eingekapselte Gefühle zustande.

Oft finden wir die Ursache in Situationen der Vergangenheit (häufig in der Kindheit), aus denen wir geschlussfolgert haben, dass die Welt so, wie sie ist, nicht sicher ist. Und dass auch wir selbst, so, wie wir sind, nicht richtig sind. Das führt auf lange Sicht dazu, dass wir uns ablehnen, unsere eigene Wahrheit in den Tiefen unseres Selbst vergraben und ein Leben führen, was wir für angemessen halten, und Dinge tun, die andere von uns erwarten. Wenn wir aber ein Leben nach den Erfahrungen und Ratschlägen anderer Menschen aufbauen, entspricht das nicht unserem eigenen Weg.

Chronische Erkrankungen können ein Hinweis dafür sein, dass uns eingekapselte Gefühle aus der Vergangenheit blockieren. Wie können wir nun Störungen im feinstofflichen Feld durch eingekapselte Gefühle auflösen?

Indem wir in einem geschützten Rahmen in die Situation zurückgehen, in der das traumatische Erlebnis stattgefunden hat, die Gefühle zulassen und so unser inneres Kind von damals heilen und die eingekapselten Gefühle freilassen (→ Seite 140 ff.).

Die Macht des Glaubens – die Macht der Gedanken

Eine Studie der Harvard-Universität[11] zeigte 2007 folgenden erstaunlichen Effekt: In einem Hotel arbeiten Zimmermädchen, die tagtäglich viele Treppen laufen und beim Bettenmachen körperliche Arbeit leisten. Interessant ist, dass sie erst Gewicht abnahmen, als sie ihre Tätigkeit damit verknüpften, d. h. nur weil es ihnen bewusst gemacht wurde, dachten sie auf einmal daran, und der Körper reagierte darauf. Während der einen Gruppe von Zimmermädchen gesagt wurde, dass sie während ihrer Arbeit ein effektives Training durchführten, also dabei Kalorien verbrannten, wurde der anderen Gruppe diese Tatsache verschwiegen. Daraufhin nahmen bei gleicher körperlicher Betätigung diejenigen an Gewicht ab, denen es zuvor ins Gedächtnis gerufen worden war.[12] Wie diese Studie zeigt, können wir allein durch Bewusstheit erhebliche körperliche und gesundheitliche Veränderungen bewirken. Je nachdem, was für eine Bedeutung wir unserem Tun zumessen – all das wirkt sich auf unsere willentliche und bewusste Absicht aus.

Mit stärkerem Willen und Bewusstsein können wir natürlich bessere Ergebnisse erzielen. Wenn du mit deinen Gedanken eine Handlung unterstützt, wird sie effektiv, und vor allem läuft es dann genau in die Richtung, die du dir wünschst. Wenn du also die Dinge deines Alltags völlig achtsam und mit Liebe (also mit einer positiven Absicht) tust, merkst du auf einmal einen riesengroßen Unterschied. Unterstütze deine Handlungen mit der Kraft deiner Gedanken, und du wirst viel effektiver.

Übung – Achtsamkeit trainieren

Übe z. B. beim Zähneputzen: Putze achtsam, und sei mit deinen Gedanken beim Säubern deiner Zähne.

Tue das am besten in Kombination mit einem positiven Gefühl, z. B. Liebe oder Begeisterung.

Gesundheit und die innere Einstellung

Gesundheit beginnt im Innen, bei deiner eigenen Einstellung, bei deinen Glaubenssätzen, die in deinem Unterbewusstsein gespeichert sind. Und wenn du eine falsche Einstellung oder einen dir schadenden Glaubenssatz in dir trägst, wie etwa »mein Körper kann nicht gesund werden« oder »ich werde für immer an dieser Krankheit leiden«, dann ist es das, was du im Außen erhältst.

Joe Dispenza schreibt in seinem Buch,[13] dass Unmengen von Forschungsarbeiten inzwischen belegen, dass sich die Einstellung tatsächlich auf die Gesundheit und sogar auf die Lebenserwartung auswirkt. 2002 veröffentlichte z. B. die Mayo-Klinik eine Studie,[14] bei der 447 Probanden über 30 Jahre lang begleitet wurden, die aufzeigte, dass Optimisten sowohl körperlich als auch geistig gesünder waren. Der Studie zufolge hatten sie aufgrund ihres körperlichen und geistigen Befindens weniger Probleme mit ihrem Alltag, litten seltener unter Schmerzen, fühlten sich energiegeladener, hatten es im sozialen Leben leichter, fühlten sich glücklicher, ruhiger und mehr im Frieden.

Forscher der Yale-Universität begleiteten bis zu 23 Jahre lang 660 Menschen im Alter von 50 Jahren und älter. Die Erkenntnisse dieser Forschung sind, dass diejenigen mit einer positiven Einstellung zum Teil über sieben Jahre länger leben als die, die das Altern eher als negativ betrachteten.[15] Diese Einstellung hatte mehr Einfluss auf die Lebenslänge als der Cholesterinspiegel, der Bluthochdruck, Rauchen, Körpergewicht oder sportliche Betätigung.

Noch auffälliger sind die Ergebnisse mit 255 Medizinstudenten des Georgia College, die 25 Jahre begleitet wurden.[16] Jene, die am meisten ablehnend waren, hatten ein fünffach erhöhtes Risiko, eine koronare Herzerkrankung zu bekommen.

Eine Studie der John-Hopkins-University zeigte auf, dass eine positive Zukunftserwartung bei Erwachsenen, die aufgrund ihrer Familiengeschichte entsprechend gefährdet sind, womöglich den stärksten bekannten Schutz vor Herzkrankheiten bietet. Die richtige Einstellung, so die Annahme dieser Studie, kann genauso gut oder noch besser funktionieren als die richtige Ernährung, die ausreichende Menge Sport oder das Idealgewicht.

Dazu schreibt Joe Dispenza in seinem Buch über die Übelkeit durch Gedanken, dass laut National-Cancer-Institut etwa 29 Prozent der Chemotherapie-Patienten unter antizipatorischer Übelkeit leiden. Die Wahrnehmung von Gerüchen oder anderen Eindrücken, die sie an die Chemotherapie erinnern, ruft Übelkeit in ihnen hervor. Vielen wird schon vor der Chemotherapie im Auto oder bei Gedanken daran übel. Im Jahr 2001 wurde dazu eine Studie[17] publiziert. Deren Ergebnisse zeigten, dass die Erwartung für das Auftreten der stärkste Indikator für Übelkeit ist. 40 Prozent der Chemotherapie-Patienten wurden sogar schon übel, bevor sie behandelt wurden, weil ihre Ärzte ihnen gesagt hatten, dass dies eine zu erwartende Nebenwirkung sein würde. Weiteren 13 Prozent, die sich nicht sicher waren, was sie zu erwarten hatten, wurden ebenfalls übel. Die Patienten, die keine solche Erwartung hatten, litten nicht unter Übelkeit. Das sind für mich klare Zeichen, dass Gesundheit nicht im Außen beginnt, sondern im Innen.

Die Gedanken und der Glaube an Gesundheit oder Krankheit sind von ausschlaggebender Bedeutung. Damit wird die innere Einstellung zum Körper eine wichtige Determinante für die Gesundheit. Eine gute Einstellung zu sich selbst zu haben kann man erlernen.

Wichtig ist hierbei natürlich auch, wem man vertraut und wem man glaubt. Meines Erachtens ist es am allerbesten, wenn du lernst, wieder dir selbst zu vertrauen. Dann bist du nämlich auf niemanden angewiesen. Gesundheit fängt bei dir selbst an. Du hast deine Gesundheit in der Hand. Du hast die Wahl. Entscheide dich jetzt für Gesundheit und ändere deine innere Einstellung, und du erhältst im Außen mehr Gesundheit.

Gerade in Zeiten des Corona-Virus kannst du das gut beobachten und auch üben: Es gibt Menschen, die gesund leben, sich fit halten und dementsprechend ein gutes Immunsystem haben. Sie sind mit ihren Gedanken beim Gesund-Sein. Sie haben keine Angst, sich mit dem Corona-Virus anzustecken, weil sie sicher sind, dass ihr Körper Abwehrkräfte hat und sich mit Krankheitserregern auseinandersetzen kann. Dann gibt es Menschen, die sich mental anstecken lassen und voller Angst sind. Ihre Gedanken kreisen ständig um das Virus, um Krankheit und Katastrophe. Dadurch sendet der Körper ständig Botenstoffe aus, die ihn in einen Flucht-Modus versetzen. Das Immunsystem wird heruntergefahren und kann nicht mehr richtig arbeiten. Kein Wunder, dass dann die ein oder andere Erkrankung ausbricht.

Übung – Abendliches Plus-Minus-Gedankenspiel

Geh mal im Kopf einen ganz normalen Tag durch:
Worauf war deine Aufmerksamkeit gerichtet?

_____

_____

_____

Wie fühlst du dich heute Abend?

_____

_____

Würde es etwas ändern, wenn du deinen Fokus auf positive
Gedanken/Situationen richten würdest, anstatt die Dinge
negativ zu betrachten?

_____

_____

Was hat dich heute Energie gekostet?

_____

_____

Was hat dir heute Energie gegeben?

_____

_____

_____

Bewusstsein und Unterbewusstsein

*»Der bewusste Geist macht nur 5 Prozent
unseres Selbst aus. Die übrigen 95 Prozent bestehen
aus unbewussten Programmierungen, in denen
der Körper zum Geist geworden ist.«[18]*

Joe Dispenza

Wie zuvor bereits erwähnt, können wir uns das Ganze wie einen Eisberg vorstellen: Die Spitze, die aus dem Wasser ragt und zu sehen ist, ist das Bewusstsein, also die 5 Prozent, die wir wahrnehmen. Alles, was sich unterhalb der Wasseroberfläche befindet, ist unbewusst. Unsichtbar und gleichzeitig so machtvoll. Das Unterbewusstsein ist mit 95 Prozent viel größer und hat einen riesigen Informations-Speicherplatz. Die meisten Dinge, die wir im Alltag tun, werden vom Unterbewusstsein gesteuert, dazu gehören z. B. die lebensnotwendigen Körperaktivitäten wie Atmung und Herzschlag, aber auch erlernte Dinge wie Autofahren, Zähneputzen usw. Alles also, worüber du nicht nachdenken musst und das ganz automatisch abläuft. Interessant ist, dass das Unterbewusstsein auch zusammen mit den Emotionen den Großteil unserer Entscheidungen lenkt. Es ist also nicht das Bewusstsein, das Ja oder Nein sagt, sondern zum großen Teil das Unterbewusstsein. Zu den Aufgaben des Unterbewusstseins zählt die Filterfunktion: Und zwar filtert es die Menge von Informationen, die auf uns einströmen. Das Unterbewusstsein bekommt alles mit, lässt aber nur eine kleine Menge zum Bewusstsein durchdringen.

Vielleicht kennst du das, wenn du z. B. unbewusst mit dem Auge zwinkerst, weil gerade ein kleines Partikelchen droht, in dein Auge zu fliegen. Das passiert dann alles ganz automatisch und ohne bewusste Steuerung. Das Unterbewusstsein steuert im Hintergrund wichtige Körperfunktionen, von denen das Bewusstsein nichts mitbekommt. Ohne diese Filterfunktionen wären wir schlichtweg überfordert, denn wir müssten alle Reize, die auf uns einprasseln, einordnen und kategorisieren. Das Unterbewusstsein ist also eine große Hilfe. Auf der anderen Seite kann es uns aber auch behindern, wenn gewisse Informationen tief im Unterbewusstsein gespeichert bleiben und nicht an die Oberfläche kommen, uns also nicht direkt »bewusst« sind. So können Erfahrungen aus der Vergangenheit dein inneres Weltbild bestimmen und im Außen immer wieder dieselben passenden Ergebnisse zeigen. So vermeiden wir beispielsweise unterbewusst Situationen, Kontakte oder Erfahrungen, in denen wir in der Vergangenheit eine Verletzung erlebt haben.

Das ist auf der einen Seite ein guter Schutz, so nehmen wir uns z. B. vor Wespen oder Autos in Acht. Auf der anderen Seite verhindert dieser Schutz auch, dass wir eine positive Erfahrung machen, also eine negative Erfahrung durch eine positive Erfahrung ersetzen.

Einmal gemachte Erfahrungen sind fest eingespeichert und werden aus Schutz und Angst vor erneuter negativer Erfahrung gehütet. Um sich zu verändern und in der Zukunft eine neue Erfahrung machen zu können, müssen wir uns trauen, eine neue Erfahrung zuzulassen, d. h. wir müssen versuchen, neu zu reagieren und eine positive Erfahrung zu erlauben. Denn nur so können wir unser Unterbewusstsein umprogrammieren. Wenn wir die Richtung ändern wollen, müssen wir die Segel anders setzen. Wie können wir also das Unterbewusstsein umprogrammieren?

Affirmationen

Das Unterbewusstsein lernt durch Wiederholungen, je öfter es ein Thema zu hören bekommt, desto höher wird es auf der Prioritätenskala eingestuft und umgesetzt. Wiederholte Affirmationen (also positive Aussagen) können dir deshalb ein gutes Werkzeug sein, um dein Unterbewusstsein gezielt umzuprogrammieren. Das Ganze braucht aber Zeit, und auch wenn der Kopf die neuen Glaubenssätze schon glaubt, kommt deren Gehalt erst mit einiger Verzögerung im Organismus an. Hier ist also Geduld gefragt. Wenn du dein Unterbewusstsein umprogrammierst, beginnt es, die äußere Realität nach und nach so zu verändern, bis diese mit dem übereinstimmt, was dein Unterbewusstsein von dir als die neue Realität vorgesetzt bekommen hat. Setzt du deinem Unterbewusstsein also ständig deine Affirmationen vor, wird sich deine Aussage irgendwann in deinem Leben manifestieren. Das heißt, du tust einfach so, als wäre etwas in deinem Leben schon da, was du haben möchtest. Das Unterbewusstsein bemerkt nicht, ob es schon in Wirklichkeit da ist oder ob du nur so tust, und nimmt es für bare Münze. Wichtig ist, dass das, was du verändern möchtest, innerhalb deiner Glaubensgrenze liegt. Deshalb starte am besten erst einmal mit etwas, das du dir gut vorstellen kannst.

Je häufiger du diese Technik anwendest, desto mehr trainierst du eine Nervenbahn. Entscheidend dabei ist, dass du dich bereits in der Erfüllung erlebst, das heißt, du erzeugst das Gefühl, als wäre das erwünschte Ergebnis bereits in der Realität vorhanden. Deshalb spielt die Körperhaltung eine so große Rolle: Wenn du den Körper benutzen möchtest, um dein Selbstbewusstsein zu verbessern, brauchst du dich nur gerade hinzustellen und die Schultern zurückzunehmen. So können negative Sätze nicht mehr oder nur unglaubwürdig ausgesprochen werden.

Übung – Positive Sätze finden

Welche Sätze fallen dir ein, die du gern manifestieren willst
(z. B. »Ich bin gesund«, »Ich bin stark«, »Ich schaffe das«)?

_____

_____

_____

_____

Hypnose

Während einer Hypnose wird man in einen tiefen Entspannungszustand gebracht, in dem das Unterbewusstsein sehr empfänglich
ist für neue Informationen. So können neue Glaubenssätze eingeprägt werden.

Mentales Training

Profisportler benutzen mentales Training, um neue Bewegungsabläufe einzuüben. Im körperlich entspannten Zustand stellt
man sich die Bewegungen vor. Dabei reagiert der Körper, als ob
der Moment die Realität ist. Es werden Botenstoffe ausgeschüttet, das Herz-Kreislauf-System reagiert, und im Gehirn werden
bereits Nervenbahnen dazu angelegt. Diesen Effekt können wir
auch für unsere Gesundheit und alles andere in unserem Leben
nutzen (→ Seite 167).

Ganzheitliche Gesundheit

Meine Vorstellung von einer ganzheitlichen Gesundheit kombiniert das, was ich in meiner schulmedizinischen Ausbildung und im Rahmen meiner Weiterbildung in der alternativen Medizin gelernt habe. Beide Systeme haben eine Daseinsberechtigung und sollten als komplementär bzw. ergänzend und nicht als einander ausschließend betrachtet werden.

Besonders beeindruckt hat mich dabei die Traditionelle Chinesische Medizin, bei der Gesundheit und Krankheit nicht als absolut angesehen werden, sondern vielmehr als relativ. Der Mensch wird als Gleichgewichtssystem verstanden, der sich im Alltag immer wieder in Situationen begibt, die dieses Gleichgewicht herausfordern und ins Ungleichgewicht bringen können, wenn wir unsere Körpersignale überhören.

Wenn das eine ganz lange Zeit so läuft (und das passiert sehr häufig, denn wir haben es nicht gelernt, die Signale wahrzunehmen, oder wir haben es aufgrund von Reizüberflutung und Regeln, die wir zu befolgen haben, verlernt, auf den Körper zu hören), missachten wir das natürliche Gleichgewichtssystem unseres Körpers. Aus den Körpersignalen, die für uns zu leise sind, um sie zu hören, werden schließlich Symptome. Der Körper kommuniziert mit uns, er möchte uns zeigen, dass wir uns nicht im Gleichgewicht befinden und eine wichtige Stellschraube gedreht werden sollte, um wieder zurück zum Gleichgewicht zu kommen. Deshalb sollten wir die Symptome wahrnehmen, als das, was sie sind: Körpersignale. Diese können als ein Wegweiser für die Gesundheit verstanden werden. Dein Körper ist *für* dich. Er ist dein Freund. Überhörst du Signale, dann kämpfst du gegen ihn an.

Wenn du die Symptome per Tablette »wegmachen« willst, sind sie nur für eine kurze Zeit künstlich verschwunden, kommen aber in der Zukunft wieder und werden dann wahrscheinlich deutlich stärker auftreten. Ich verstehe den Wunsch nach einer kurzfristigen, einfachen Lösung. Dieser ist in allen von uns vorhanden. Denn ein alternativer, längerer Weg hat häufig mit Veränderung zu tun, Veränderung der Gewohnheiten. Veränderung ist in unseren Köpfen nicht mit positiven Assoziationen verknüpft, weil es immer Anstrengung bedeutet. Viele Menschen wollen ihre Komfortzone, die sie sich so schön aufgebaut haben und in der es so kuschelig warm ist, nicht verlassen. Aber um langfristig gesund zu werden, führt an diesem Umdenkprozess kein Weg vorbei. Wichtig ist, dass du für dich und dein Leben wieder die Verantwortung übernimmst. Wenn du erwachsen bist, kannst du niemanden mehr für irgendetwas verantwortlich machen. Es sind nicht deine Eltern oder dein Partner oder deine Freunde, die dir etwas antun. *Du* bist derjenige, der Dinge mit sich machen lässt, sich den Schmerz aussucht oder festgefahrene Vorstellungen im Kopf hat. Nichts muss so sein, wie es gerade ist. Du hast es in der Hand. Die moderne Hirnforschung zeigt anhand der Neuroplastizität (→ Seite 164) und der Epigenetik (→ Seite 164), dass du eine gewisse Macht hast. Deshalb bist du auch für deine Gesundheit selbst verantwortlich. Niemand kann dich heilen oder gesund machen. Nicht einmal eine Tablette kann ohne einen körpereigenen Heilungsprozess irgendetwas bewirken.

Wir dürfen wieder anerkennen, dass unser Körper ein absolutes Wunderwerk der Natur ist, »das beste Gerät, was es auf der Welt gibt«,[19] wie Laura Malina Seiler (Bestsellerautorin und Coach für Persönlichkeitsentwicklung) sagt, dem wir wieder vertrauen können.

Ganzheitliche Gesundheit ist die Ganzheit aus Körper, Geist und Seele oder die Ganzheit aus körperlichem und psychischem Zustand und den äußeren Bedingungen wie Berufung, Beziehung, Persönlichkeitsentwicklung. All diese Faktoren wirken sich auf unsere Gesundheit aus und tragen dazu bei, wie wir uns fühlen. Deshalb ist es manchmal auch möglich, durch eine Veränderung der äußeren Bedingungen, wie z.B. deiner Beziehungen, deiner Gesundheit zu dienen. Ganzheitliche Gesundheit ist also mehrdimensional und stark mit sozialen und kulturellen Aspekten verbunden. Wenn Schulmedizin und alternative Behandlungsmethoden Hand in Hand arbeiten würden, kämen wir zu einem ganzheitlichen Blick und dementsprechend zu mehr Gesundheit. Bei langwierigen Prozessen oder nicht heilenden chronischen Erkrankungen können wir den Versuch wagen und nach dem »Warum« der Erkrankung fragen. Hier kommt die Ganzheitlichkeit ins Spiel: Man kann die Umgebung der Person betrachten, das System der Familie oder die Arbeitsumgebung, denn wie du jetzt weißt, gibt es immer einen Grund für bestimmte Symptome und Krankheiten. Manchmal sind gewisse Strukturen, wie z.B. ungesunde Beziehungen, dafür verantwortlich, dass Symptome nicht verschwinden. Diese kann man mit noch so viel Medikamenten bekämpfen und wird trotzdem kaum Erfolg damit haben. In diesem Fall ist ein Umdenken gefragt.

Ich habe im Laufe meiner Selbstreflexion entdeckt, dass sowohl die körperliche als auch die psychische Verfassung Einfluss auf mein Wohlbefinden haben. Dafür habe ich die Formel für die Grundbedürfnisse entworfen, die du ab Seite 60 findest und für dich bearbeiten kannst. Außerdem spielen einige Umweltfaktoren ebenfalls eine Rolle. Die folgenden Fragen können dir dabei helfen, deine Gesundheit aus der ganzheitlichen Perspektive zu analysieren und zu verstehen.

Berufung

Folgst du deiner Berufung? Machst du beruflich genau das, wofür du brennst? Wie glücklich bist du in dem, was du tagtäglich tust? Tust du es nur, weil du Geld brauchst? Weil jemand anderes dir dazu geraten hat? Oder weil du denkst, es tun zu müssen? Oder lebst du deine Berufung? Bist du im Flow? Entwickelst du dich tagtäglich weiter? Wenn du sie noch nicht hast: Finde deine Berufung. Finde das, was dich begeistert. Finde deine Talente.

Frage dich ...
Was kannst du ganz besonders gut? Wobei vergisst du alles um dich herum?

_____

_____

Du kannst für diese Frage auch gern Familie und Freunde hinzuziehen, um dich bei der ehrlichen Beantwortung unterstützen zu lassen. Manchmal fällt der Blick auf die eigene Persönlichkeit gar nicht so leicht, da man einige Aspekte kaum wahrnimmt, weil man diese als selbstverständlich ansieht. Deshalb können dir nahestehende Personen helfen, deine Potenziale aufzudecken.

Frage dich und andere ...
Was für Attribute verbinden andere Menschen mit dir?

_____

_____

_____

Gesundheit

Es gibt verschiedene Bedingungen, die erfüllt sein müssen, um ganzheitlich gesund zu sein.

Frage dich ...
Bist du in einem körperlichen Zustand, den du dir wünschst? Wenn ja, warum? Wenn nein, warum nicht? Bist du fit und belastbar und rundum zufrieden mit deiner körperlichen Gesundheit? Was wünschst du dir für die kommenden Jahre?

_____

_____

_____

Beziehungen

Falls du Beziehungen führst, die dich einengen oder deine Weiterentwicklung verhindern, sprich mit deinem Partner, deinen Freunden, deinen Eltern, deinen Kindern. Es gibt immer Lösungsmöglichkeiten.

Frage dich ...
Tun dir deine Beziehungen gut? (Egal ob in der Familie oder unter Freunden – du kannst z. B. darüber nachdenken, wie du dich fühlst, wenn du diese Menschen triffst.) Was würdest du dir für deine Beziehungen wünschen? Was stört oder schränkt dich in deinen Beziehungen ein? Lässt dir deine Partnerschaft Luft zum Atmen und fördert dich? Nehmt ihr einander so an, wie ihr seid, mit allen Stärken und Schwächen? Und gebt ihr alles, um den Partner in seinen Leidenschaften und Potenzialen zu unterstüt-

zen? Lasst ihr einander frei und wachst zusammen? Wie sieht eine optimale Beziehung für dich aus, damit du dich rundum pudelwohl fühlst?

_____

_____

_____

_____

Persönlichkeitsentwicklung

Kein Mensch bleibt, wie er von Anbeginn war, er entwickelt sich weiter, und das ganz automatisch. Und dennoch gibt es Entscheidungen, Veränderungen, Wegkreuzungen, für die du selbst verantwortlich bist. Viele Stellschrauben kannst du selbst drehen, Gedanken umlenken, Neues lernen ...

Frage dich ...
Tust du etwas, um dich persönlich weiterzuentwickeln, um deine Glaubenssätze loszuwerden, authentischer zu werden und zu wachsen? Welche Glaubenssätze hast du noch in dir, die dich klein halten und begrenzen? Wie kannst du diese Glaubenssätze umformulieren, damit sie dich nicht mehr blockieren, sondern damit sie dazu beitragen, dass du der Mensch wirst, der du sein möchtest? Was möchtest du gern noch dazulernen? Wie kannst du dein Potenzial erkennen und nutzen, um zum »Gelingen der Welt« etwas beizutragen? Was ist einzigartig an dir?

_____

_____

_____

_____

Was du für deine Gesundheit tun kannst

Gesundheit ist etwas ganz Individuelles. Du persönlich darfst erst einmal herausfinden, was Gesundheit für dich bedeutet, welche Bereiche dazugehören und welche Faktoren für deine Gesundheit erfüllt sein müssen. Ich kann nur davon sprechen, was ich persönlich für mich herausgefunden habe. Das muss nicht auf dich zutreffen, kann aber vielleicht eine Inspiration sein oder einen Anhaltspunkt für dich darstellen. Vielleicht gehst du dazu noch einmal zurück zum Kapitel »Die Petersen-Formel der Grundbedürfnisse« (→ Seite 60). Ich bin so vorgegangen, dass ich Gesundheit eingeteilt habe in psychische und körperliche Gesundheit (eigentlich kann man das nach der TCM gar nicht trennen, aber für die Bewertung ist es hier einfacher). Und dann kannst du dir überlegen, wie deine Grundbedürfnisse lauten, die erfüllt sein müssen, um dich richtig wohlzufühlen.

Ich persönlich habe festgestellt, dass die folgenden Aspekte mir helfen, Gesundheit zu bewahren:

✖ Auf den Körper hören:

Das ist ganz entscheidend! Schaffe dir Freiräume und Phasen, in denen du alle Reize ausschaltest. Zieh dich in diesen Phasen zurück und fühle in deinen Körper hinein. Damit lernst du, adäquat auf äußere Reize und Signale zu reagieren.

✖ Pausen sind das Wichtigste!

Mache sie regelmäßig, auch wenn du dich nicht danach fühlst. Pausen für das Gehirn von den ständigen Reizen und Pausen für den Magen von der Nahrungszufuhr. Du kannst dir das vorstellen wie ein Glas mit Wasser und ganz vielen Silberpartikeln. Wenn du die ganze Zeit rührst, schweben die Partikel die ganze Zeit durchs Wasser. Wenn der Rührstab einmal rausgenommen wird, können sich die Silberpartikel langsam am Boden absetzen, und das Wasser wird wieder durchsichtig. Und genauso ist es aus Sicht der TCM für den Magen. Pausen sind wichtig, um die Nahrung zu verdauen und um alles zu fermentieren, wie es in der Traditionellen Chinesischen Medizin genannt wird. Wenn du deinem Körper keine Pausen zugestehst, dann bringst du ihn durcheinander. Die Pausen sind dafür da, dass der Körper alles Eingenommene (ob geistig oder physisch) aufräumen, ordnen und sortieren kann. Das Ganze habe ich am eigenen Körper beim Bikram-Yoga feststellen dürfen. Dort werden spezielle Yogaübungen bei 40 Grad Celsius durchgeführt, und zwischen den einzelnen Figuren machst du eine Pause, bei der du dich auf den Boden legst und entspannst, das sogenannte Shavasana (die Ruhehaltung oder Todesstellung). Ich habe gemerkt, wie der Körper in diesen Phasen regeneriert und das Getane/Erlebte im Gehirn abspeichert. Und genauso funktioniert es mit den Pausen. Und übrigens auch mit dem Tiefschlaf. Im Tiefschlaf wird das am Tag Gelernte noch einmal rekapituliert und abgespeichert.

✖ Bewegung:
Dein Körper ist ein Wunder der Natur, und so möchte er auch behandelt werden. Dein Körper hat Arme und Beine und Muskeln, die benutzt werden wollen. Und wenn wir diese Muskulatur nicht benutzen, verkümmert sie. Und gleichzeitig ist es so: Wenn wir diese Muskulatur benutzen, werden Glückshormone ausgeschüttet. Ich meine hier jede Bewe-

gung, die dir persönlich Freude macht. Ich liebe es, zu tanzen und zu surfen, denn es macht einfach Spaß, und gleichzeitig wird der Körper trainiert. Für dich kann das aber auch Joggen, Schwimmen, Fußballspielen oder ein anderer Sport sein. Wichtig ist, dass du es von Herzen gern machst und nichts erzwingst. Ich persönlich kann dir Yoga sehr ans Herz legen, und zwar aus dem folgenden Grund: Beim Yoga lernst du, wieder auf den Körper zu hören. Jede Übung dient dazu, dich mit deinem Körper zu verbinden. Nichts sollte erzwungen werden, und alles darf so sein, wie es ist. Es geht nicht darum, etwas zu erreichen, sondern einfach nur darum, deinen Körper wahrzunehmen und in der Bewegung zu spüren, was dir guttut und was nicht. Yoga ist bewegte Meditation. Beim Yoga gibt es einige Parallelen zur TCM, denn auch hier kannst du die Leitbahnen dehnen, damit die Energie wieder ins Fließen kommt. Sehr gut ist es, wenn du deinen Sport an der frischen Luft ausführen kannst. Denn in Innenräumen wirkt sich nicht nur mangelnder Sauerstoff, sondern eine erhöhte Kohlenstoffdioxid-Konzentration negativ auf unseren Organismus aus – es entsteht Müdigkeit. Dem kannst du an der frischen Luft entgehen.

✖ Ernährung:
Wenn du dich gern bewegst, dann kommt fast automatisch eine gesunde Ernährung dazu. Du gibst deinem Körper, was ihn fit und aktiv hält, und lähmst ihn nicht mit fettigem, schwerem Essen. Aus meiner Sicht gibt es keine »absolut richtigen« Essensregeln. Das Einzige, was du tun kannst, ist, wieder auf den Körper zu hören. Dabei erlernst du das intuitive Essen und erreichst dein individuelles Wohlfühlgewicht, bei dem Ernährung Spaß macht.

✘ Meditation:

Meditation (→ Seite 122 ff.) bedeutet für mich einfach nur, dass der Geist sich beruhigen und sammeln kann. Und das erreichst du am besten, indem du alle äußeren Reize runterfährst, dich hinlegst oder hinsetzt, wie es für dich am besten ist, und dich einfach nur auf deinen Atem konzentrierst. Während du das tust, meditierst du schon. Es ist im Grunde genommen nichts Kompliziertes oder Mystisches dabei. Die Herausforderung besteht darin, dass dein Geist das Meditieren am Anfang nicht gewohnt ist und dazu tendiert, hin und her zu springen. Ständig tauchen während der Meditation neue Gedanken auf und versuchen, die Aufmerksamkeit in die Vergangenheit oder in die Zukunft zu lenken. Dadurch ist die Aufmerksamkeit nicht mehr auf den Moment gerichtet. Das ist völlig normal. Es ist einfach nur wichtig, dies zu bemerken und dann wieder mit der vollen Aufmerksamkeit in den Moment zurückzukommen und sich auf den Atem zu konzentrieren. Der Atem fungiert gewissermaßen als eine Art Anker, der dich immer wieder an den Moment bindet. Je öfter du dies praktizierst, desto besser wirst du darin und desto weniger verrückt spielen deine Gedanken. Es laufen aktuell viele Studien, welche Auswirkungen Meditation auf den Körper und das Gehirn hat. Die Ergebnisse sind beeindruckend, und wir können gespannt sein, was sich noch alles ergibt. Also: Probiere es doch mal aus. Am Anfang reichen schon zehn Minuten am Tag, und alles, was du mehr machst, hat einen positiven Einfluss auf Gehirn und Körper.

✘ Mentales Training:

Momentan ist in der Wissenschaft ganz viel Bewegung, und wir wissen, dass wir durch die Gedanken die Realität beeinflussen können. Es ist also sehr wichtig zu lernen, eine Gedankenhygiene zu betreiben. Das bedeutet, nicht mehr in Krankheit, sondern in Gesundheit zu denken (→ Seite 103 ff.).

✖ Raus aus dem Jammerklub!

Umgib dich mit positiven Menschen, also mit Menschen, die dir persönlich guttun. Oder verbringe Zeit mit Menschen, die schon das erreicht haben, was du gern erreichen möchtest. Denn wir sind der Durchschnitt von den fünf Menschen, mit denen wir uns tagtäglich umgeben. Mir z. B. tut es überhaupt nicht gut, mich mit Menschen zu treffen, die sehr negativ denken und ständig jammern, anstatt sich Lösungsansätze zu überlegen, wie sie ihre Situation verbessern könnten. In solch einer Umgebung fühle ich mich gelähmt und komme mir hilflos und ausgeliefert vor. Dabei hat jeder sein eigenes Leben in der Hand und kann etwas ändern. Für mich ist es also gut, Kontakte zu pflegen zu Menschen, die sich nicht beklagen, sondern lösungsorientiert denken. Das wirkt sich positiv auf meine Stimmung aus. Denn mein Ziel ist es schließlich, mich gut zu fühlen.

Meditation

Meditation ist eine spirituelle Praxis von Achtsamkeits- und Konzentrationsübungen, um den Geist zu beruhigen und sich zu sammeln. In östlichen Kulturen gilt sie als bewusstseinserweiternde Übung und wird mit einem Frei-von-Gedanken-Sein assoziiert.

In westlichen Ländern wird die Meditation auch unabhängig von religiösen und spirituellen Zwecken zur Unterstützung des allgemeinen Wohlbefindens und im Rahmen der Psychotherapie praktiziert.

Es gibt vielfältige Meditationsformen. Die Meditationstechniken werden als Heilmittel verstanden, um einen Bewusstseinszustand zu üben, bei dem das gegenwärtige Erleben im Vordergrund steht – frei vom gewohnten Denken und frei von Bewertungen. Dabei wird angestrebt, nur im aktuellen Moment zu sein. Gedanken an Vergangenheit und Zukunft werden ausgeschaltet, damit verschwinden Ängste, und wir kommen mit unserem Geist aus dem Kopf wieder in den Körper und ins Hier und Jetzt, was zu Wohlbefinden führt.

Meditation soll also helfen, einen Bewusstseinszustand zu erlangen, in dem äußerst klares, helles Gewahren und tiefe Entspannung gleichzeitig möglich sind. Die Meditationstechniken lassen sich grundsätzlich in zwei Gruppen einteilen:

- die körperlich passive Meditation, die im Stillen praktiziert wird
- die körperlich aktive Meditation, bei der körperliche Bewegung, achtsames Handeln oder lautes Rezitieren zur Meditationspraxis gehören

Diese Einteilung bezieht sich auf die äußere Form. Beide Methoden können geistig sowohl aktive Aufmerksamkeitslenkung als auch passives Geschehenlassen beinhalten. Passive Meditation ist z. B. das Vipassana, dabei befindet sich der Geist im Hier und Jetzt und beobachtet den Atem, Körperreaktionen und Gefühle. Hierbei spielt der Fokus eine große Rolle. Bei dieser Form der Meditation übst du also die Achtsamkeit als eine bestimmte Form der Aufmerksamkeit, die absichtsvoll ist und sich auf den gegenwärtigen Moment konzentriert anstatt auf die Gegenwart oder Zukunft. Sie ist nicht wertend.

Übung – Meditieren trainieren

Ich empfehle dir für den Anfang, diese Art der Meditation an einem stillen Ort auszuüben. Setze dich bequem und aufrecht hin oder lege dich hin und lenke deinen Fokus auf diesen Moment. Am besten geht das, indem du auf deinen Atem achtest, z. B. kannst du beim Einatmen bis fünf zählen, dann kurz innehalten und beim Ausatmen ebenfalls bis fünf zählen. Natürlich wird es dir am Anfang schwerfallen, mit den Gedanken im Moment zu bleiben. Das ist ganz normal. Wie immer gilt auch hier: einfach nur beobachten und nicht bewerten. Und je häufiger du übst, desto besser erlernst du Achtsamkeit, also wirklich im Hier und Jetzt zu sein und den Moment wahrzunehmen.

Wenn du diese Achtsamkeit im Stillen pro Tag vielleicht erst mal zehn Minuten übst, wirst du merken, dass es sich gut anfühlt. Und du wirst diese Achtsamkeit plötzlich auch im Alltag bei besonderen Situationen anwenden können. Es wird dir mehr und mehr bewusst werden, was du im Moment wirklich tust. Du kannst deine Körpersignale deutlicher wahrnehmen und besser entscheiden, was dir gerade guttut. Du bist also in einer viel engeren Verbindung mit deinem Körper und deinem Gefühl. Anstatt einfach nur so zu funktionieren, ohne nachzudenken, kommst du in mehr Bewusstheit und Lebensqualität, weil du den Dingen wieder mehr Beachtung schenkst.

Wenn du also angefangen hast zu üben, lernst du, dich in deinen Körper einzufühlen, achtsam zu sein und den Moment einfach nur wahrzunehmen. Wenn das nach und nach besser klappt, kannst du diesen Fokus auch dann halten, wenn du aktiv bist, also z. B. spazieren gehst oder abwäschst. Alle Dinge, die du im Alltag tust, kannst du dann ganz bewusst tun. Du bist dann im Hier und Jetzt und kannst dich damit ganz und gar dem Moment hingeben.

Für mich persönlich ergibt sich das eine aus dem anderen: Was du erst im »Passiven« einübst, kannst du dann auf das Aktive ausweiten. Wichtig ist, einfach anzufangen!

Regelmäßige Meditation beruhigt und entspannt. Die Wirkung, also der meditative Zustand, ist neurologisch als Veränderung der Hirnwellen messbar. Und zwar bilden sich vermehrt Gamma-Wellen. Gamma-Gehirnwellen haben die schnellste Frequenz mit der kleinsten Amplitude. Sie werden aufgezeichnet bei hoher Konzentration und extremen kognitiven Leistungen. Neurowissenschaftler glauben, dass Gammawellen dazu fähig sind, Informationen von allen Teilen des Gehirns zu verknüpfen. Sie sind in der Lage, Informationen im gesamten Gehirn zu vernetzen.

Insgesamt ergeben sich zwei positive Wirkungen durch die Gammawellen-Aktivität:

✕ Im Gammawellen-Zustand kann das Gehirn aufgenommene Informationen schneller verarbeiten, sortieren und besser abrufen.

✖ Die Sinneswahrnehmung wird gesteigert, das Gehirn wird allen Sinneseindrücken gegenüber sensibler, du kannst also besser schmecken, hören, riechen.

Insgesamt werden gerade viele Studien dazu durchgeführt, und ich bin gespannt, welche Ergebnisse wir noch erwarten dürfen.

Kohärenz und Inkohärenz – Pausen sind das Wichtigste

I m inkohärenten Zustand befindet sich ein Gehirn, wenn viele verschiedene Reize darauf einströmen. Dann steht es auf einem hohen Erregungsniveau. Es ist wachsam und je nach Reizintensität auch überarbeitet oder überreguliert. Im Hirn-Scan kann man dabei einen ungeordneten, hyperaktiven Zustand beobachten: Es leuchten viele verschiedene diffuse Informationsstraßen. Nach einer Meditation können Wissenschaftler einen kohärenten Zustand feststellten, d. h. es sind auf dem Hirn-Scan kaum Linien zu sehen, was auf normale Hirnaktivität hindeutet, das Gehirn funktioniert ganzheitlich und ausgewogen. Durch die moderne Technik kann nachgewiesen werden, was wir durch Meditation erreichen können.

Ich sage nicht, dass nur noch der Zustand von Kohärenz angestrebt werden sollte. Vielmehr sollte ein regelmäßiger Wechsel von Inkohärenz (also Anspannung und Einlassen neuer Informationen) und Kohärenz (also Entspannung, Ruhe, Reizminimierung) erfolgen. Denn nur dann können die Informationen, die während der Reizeinflutung gesammelt werden, vom Gehirn eingeordnet und verarbeitet werden.

Es ist wie im Profisport: Du kannst dir das Gehirn wie einen Muskel vorstellen. Ihn zu trainieren verlangt den regelmäßigen Wechsel von Anspannungs- und Entspannungsphasen. Regeneration ist demnach ein ganz wichtiger Bestandteil des Trainings-

plans. Ich gebe zu, dass es nicht immer einfach ist, Pausen ein-
zuhalten, vor allem, wenn man gerade so richtig im Flow ist und
eine Pause gerade gar nicht passt. Wer diese wissenschaftlichen
Informationen für seine Gesundheit nutzen will, der plant regelmäßige Leerlauf-Zeiten ein, um von den Anspannungsphasen optimal zu profitieren.

Übung – Lege Pausen ein!

Du kannst die Wirkung einer Pause direkt an dir testen:
Nimm dir einen Tag lang bewusst alle zwei Stunden (oder
wie es für dich am besten passt) eine Pause, in der du
deine Aufmerksamkeit von deiner aktuellen Arbeit abziehst.

Wie fühlst du dich nach einem solchen Tag?

_____

_____

Wie wirkt sich die Pause auf deinen Energiezustand aus?
Während und am Ende des Tages?

_____

_____

Nimm dir einen Tag lang bewusst keine Pause.
Wie fühlst du dich während und nach einem solchen Tag?

_____

_____

Achtsamkeit – Beobachten ohne Bewerten

Achtsamkeit ist ein klarer Bewusstseinszustand im Hier und Jetzt, der es erlaubt, jede innere und äußere Erfahrung im gegenwärtigen Moment nur zu beobachten, ohne sie zu bewerten. Es bedeutet für mich, wirklich bewusst in jedem Moment anwesend zu sein und das, was ich gerade tue, mit voller Aufmerksamkeit zu tun. Viele Dinge, wie z. B. Abwaschen, Zähneputzen und Duschen, machen wir völlig unbewusst, es ist eher ein Automatismus, der abläuft, während wir mit den Gedanken ganz woanders sind. Achtsamkeit bedeutet für mich, jeder Aktion meine volle Aufmerksamkeit zu schenken. Je mehr du Achtsamkeit praktizierst, desto mehr weichen diese unbewussten automatischen Reaktionen einem bewussten gegenwärtigen Erleben, was zu mehr Zufriedenheit führt. So merkst du irgendwann, dass weniger mehr ist, dass selbst die trivialsten Alltagstätigkeiten zu einem »spannenden Ereignis« werden können. Irgendwann wird dann »weniger« zu »mehr«. Das klingt banal, macht aber einen großen Unterschied. Wenn du während einer Handlung, beispielsweise beim Essen, deine volle Aufmerksamkeit darauf lenkst und sie mit allen Sinnen wahrnimmst, kannst du mehr Genuss entwickeln. Du nimmst auf einmal viel mehr wahr und schmeckst die verschiedenen Geschmacksnuancen heraus. Vor allem merkst du, dass du viel schneller satt bist. Dein Körper braucht also eigentlich deutlich weniger als das, was du gewohnt bist.

Übung – Die Sinne schärfen

Versuche, alle deine Sinne auf die momentane Situation zu lenken.

Beim Essen:

◉ Wie riecht dein Essen?

◉ Wie sieht es aus?

◉ Schmeckst du verschiedene Geschmacksqualitäten heraus?

Beim Schwimmen:

◉ Wie fühlt sich das Meer an, in dem du gerade schwimmst?

◉ Wie ist die Temperatur?

◉ Wie riecht die Luft?

◉ Wie fühlt sich deine Haut an?

◉ Was hörst du?

Das funktioniert natürlich am allerbesten in einer reizarmen Umgebung. Ansonsten ist dein Gehirn mit zu vielen verschiedenen Reizen beschäftigt und kann sich schwer fokussieren.

Diese Tipps helfen, achtsamer zu leben:

✖ Verbringe wieder Zeit mit dir allein.

✖ Geh in die Natur oder in einen stillen reizarmen Raum.

✖ Lass dich nicht ablenken von äußeren Einflüssen.

✖ Übe dich im achtsamen Wahrnehmen.

✖ Fokussiere dich immer wieder auf den Moment und deine Handlungen.

✖ Sei mit hundertprozentiger Aufmerksamkeit bei dem, was du tust.

Mentales Training

Stell dir eine gelbe Zitrone vor, in die du ganz genussvoll reinbeißt, sodass der Zitronensaft sich richtig in deinem Mund verteilt ... Was passiert unwillentlich? Es läuft dir das Wasser im Mund zusammen. Es geschieht also eine körperliche Reaktion nur aufgrund einer lebhaften Vorstellung oder Einbildung. Das Gehirn kann nicht zwischen real oder irreal unterscheiden. Es gibt die Anweisungen einfach an den Körper weiter. Du kennst das bestimmt auch vom Träumen. Während eines Albtraumes reagiert dein Körper ganz genauso, als würde dieses geträumte Ereignis in Wirklichkeit geschehen. Demnach wirkt sich eine möglichst detailechte und mit Gefühlen verbundene Vorstellung auf den Körper aus und erzeugt Reaktionen.

Wir können das Ganze für uns nutzen. Dahinter steht die Idee des mentalen Trainings. Im Profisport wird es schon lange dafür eingesetzt, um die Sportler auf schwierige, neue Bewegungen vorzubereiten. Der Sportler soll im Kopf den Bewegungsablauf möglichst detailgetreu einüben, sodass der Körper sich den Ablauf schon vorstellen kann. Bei der späteren Sporteinheit wird so das mental Geübte mit den realen Bewegungseinheiten kombiniert, und das Ganze kann schneller umgesetzt werden. Spannend ist, dass im Hirn-Scan während des mentalen Trainings die gleichen Neuronen zusammen feuern wie während der real durchgeführten Bewegung. Mentales Training ist also »das Erlernen und/oder Verbessern eines Bewegungsablaufs durch intensives Vorstellen ohne gleichzeitiges Realisieren der vorgestellten Bewegung«.[20] Man kann es als inneren Probelauf bezeichnen. Mentales Training kann im Profisport praktische Trainingseinheiten unterstützen, und es führt schneller zum Erfolg als bloßes Ausprobieren oder Korrekturen von außen.

Voraussetzung dafür ist ein Entspannungszustand, denn optimale Vorstellungsintensität kann nur in psychisch-physisch entspanntem Gesamtzustand entstehen. Dazu eignen sich z. B. Atemübungen oder Meditation. Die Bewegungsvorstellung ist die gedankliche Reproduktion eines im Gedächtnis gespeicherten Abbildes einer Bewegung. Dabei ist es empfehlenswert, möglichst viele Sinne mit einzubeziehen.[21] Die Bewegungsvorstellung bekommt dann einen umso höheren Stellenwert, je intensiver sich die verschiedenen Wahrnehmungen zu einem ganzheitlichen Bewegungsempfinden vereinen.[22] Gelingt eine gute, lebhafte Vorstellung der Situation, so werden auch körperliche Reaktionen wie z. B. Herzklopfen oder Tonuserhöhung der Muskulatur auftreten. Der Trainierende bekommt auf diese Weise die Möglichkeit, sich an die später häufig auftretende Situation zu gewöhnen. Der mentale Probelauf bringt eine klare Absicht mit einer höheren Emotion zusammen. Entscheidend dabei ist, das innere Erleben realer zu machen als das äußere Umfeld.

Das Gehirn kann dann nicht mehr zwischen beidem unterscheiden und verändert sich so, als hätte das Ereignis bereits stattgefunden. Wenn du das oft genug schaffst, transformierst du deinen Körper und sendest den Genen neue Signale, was zu epigenetischen Veränderungen führt – als ob das vorgestellte Ereignis real wäre. Dann kannst du einfach diese neue Realität betreten und zu deinem eigenen Placebo werden. In den folgenden Kapiteln gehe ich genauer darauf ein.

Hirn-Scans zeigen, dass sich beim mentalen Training bei hoher Konzentration die Wahrnehmung von Raum und Zeit verringert, weil die Stirnlappen die Verarbeitung von Sinneseindrücken unterdrücken. Wir können über unsere Umwelt, unseren Körper und über die Zeit hinausgehen und sind so in der Lage, Gedanken, die wir gerade denken, realer zu machen als die äußeren Eindrücke.

Sobald du dir eine neue persönliche Zukunft vorstellst, an eine neue Möglichkeit denkst oder dir neue Fragen stellst, z. B., wie es wäre, gesund zu sein, springt der Stirnlappen an und steigert seine Aufmerksamkeit. In Sekundenschnelle erzeugt er sowohl die Absicht, gesund zu werden, als auch ein mentales Bild des Gesundseins, sodass du dir vorstellen kannst, wie es sein wird. Das Gehirn stellt Botenstoffe her, die die Botschaft an die DNA weitertragen, dass das Ereignis stattgefunden hat. Die höhere Emotion, mit der wir uns während der Konzentration im mentalen Probelauf auf neue Gedanken realisieren, ist sozusagen der Turbolader für unsere Bemühungen, weil Emotionen epigenetische Veränderungen beschleunigen (→ Seite 164 und 169).

Ein Blick auf die Muster bei vielen Placebostudien zeigt: Sobald jemand eine klare Absicht einer neuen Zukunft hat (den Wunsch nach einem Leben ohne Schmerzen oder Krankheit) und diese mit einer höheren Emotion verbindet (Hoffnung, Erregung, Dankbarkeit, Vorfreude), ist der Körper nicht mehr in der Vergangenheit, sondern lebt in dieser neuen Zukunft, denn er kann nicht zwischen einer durch tatsächliches Erleben und einer durch Gedankenkraft ausgelösten Emotion unterscheiden. Dabei erzeugen starke emotionale Erfahrungen Langzeiterinnerungen. Wenn wir die Vorstellung einer besseren Gesundheit hegen und diese Hoffnung bzw. diesen Gedanken, dass etwas Äußerliches uns innerlich verändern kann, mit der emotionalen Vorausnahme dieser Erfahrung assoziieren, werden wir suggestibel (empfänglich) für dieses Endresultat. Der ganze Ablauf wird entsprechend konditioniert, erwartet und mit Bedeutung versehen.

Selbstliebe ist die Basis: Erkenne deinen Eigenwert!

Wer ist der wichtigste Mensch in deinem Leben? Diese Frage beantworten mir viele Patienten mit: meine Frau, mein Mann, meine Kinder usw. Ich sehe das anders. Der wichtigste Mensch in deinem Leben bist du! Denn wenn du nicht zufrieden, gesund und gut versorgt bist, kannst du niemand anderen versorgen. Im Leben ist es in erster Linie wichtig, erst mal für sich selbst da zu sein. Das ist alles andere als egoistisch, denn wenn es dir selbst gut geht, bist du auch bereit und willig, andere zu unterstützen. Wie soll z. B. ein kranker Arzt anderen Kranken zu Gesundheit verhelfen?

Die Bedeutung der Selbstliebe

Selbstliebe ist für mich die Annahme deiner selbst mit allen Seiten – also mit den Stärken, aber auch mit den Schwächen. Es ist ein klares Ja zu dir selbst und damit auch zum Leben.

Die meisten Menschen fühlen sich nicht gut genug, nicht stark genug, nicht liebenswert genug. Sie glauben: »Wenn ich erst diese Schwäche abgelegt habe, dann bin ich liebenswert.« Ich kenne das aus eigener Erfahrung. Mit dieser Denkweise kommst du aber niemals dort an, wonach du dich sehnst: Wir alle wünschen uns, vollkommen angenommen und geliebt zu werden. Genauso, wie wir sind. Ohne etwas tun zu müssen. Dieses Gefühl purer Liebe ist ein Gefühl der Verbundenheit mit allem, was uns umgibt. Wir erreichen dieses Gefühl nicht, indem wir nach Verbesserungen im Außen streben. Dieses Gefühl, wonach wir uns sehnen, kommt von innen. Niemand kann es dir von außen geben, du hast es bereits in dir. Du kannst es also selbst generieren, ohne dass etwas im Außen passieren muss. Und wenn du dieses Gefühl der Selbstliebe in dir hast, dann kannst du es nach außen tragen. Selbstliebe ist der Weg, auf dem wir uns alle befinden. Sie entwickelt sich in mehreren Schritten:

Unzufriedenheit wahrnehmen

Wir alle kennen das Gefühl von Unzufriedenheit. Manchmal auch, ohne überhaupt zu wissen, warum. Was wir tun, um diese Unzufriedenheit nicht weiter zu spüren, ist Folgendes:

Wir suchen im Außen nach etwas, das uns besser fühlen lässt, das kann Shoppen sein, Alkohol, Essen oder Ablenkung durch Fernsehen, Freizeitstress oder Social Media. Damit gehen wir aber nicht auf die Suche nach dem eigentlichen Grund der Unzufriedenheit.

Unzufriedenheit will uns zeigen, dass es einen Bereich in unserem Leben gibt, der nicht zu unserem Besten läuft. Irgendetwas passt nicht, läuft nicht so, wie es laufen könnte, wenn wir auf unsere innere Stimme hören würden. Wenn wir nicht auf unsere innere Stimme hören, sondern auf den Rat eines anderen, dann leben wir nicht nach unserer persönlichen Wahrheit und kämpfen auf diese Weise gegen uns selbst an. Dieser innere Kampf führt zu Un-zu-Frieden-heit. Es herrscht im Innen kein Frieden. Selbstliebe bedeutet, dass du in deinem Inneren in Frieden mit dir selbst bist: Dann erscheint der Friede auch im Außen.

Erkennen, womit du dir Schaden zufügst

Das ist bei jedem Menschen etwas anderes. Wir alle haben irgendwelche selbst auferlegten Stoppschilder oder Beschränkungen, die uns davon abhalten, ein vollends glückliches und erfülltes Leben zu führen. Der eine erlaubt sich nicht, seine wahre Berufung zu leben, der andere erlaubt sich keine Pausen bzw. hat den Glaubenssatz, nur dann geliebt zu werden, wenn er etwas Besonderes leistet. Wieder ein anderer stellt das Wohl der anderen über sein eigenes und schneidet sich dadurch von den eigenen Bedürfnissen und dem Wohlgefühl ab.

Im ersten Schritt geht es erst einmal einfach nur um das Bewusstwerden dieses Verhaltens: Ja, so ist es. Und ja, es schadet mir. Und wenn es mir selbst schadet, dann schadet es auch meinem Umfeld und im Großen der ganzen Welt.

Mitgefühl mit dir selbst

In dem Moment, in dem dir ein Licht aufgeht und du erkennst, dass du dich in Wirklichkeit selbst bekämpfst, also dass du selbst es bist, der dir die ganze Zeit das Leben schwer macht, wird sich ein Mitgefühl dir und deiner Situation gegenüber in dir ausbreiten. Es fließen meist sehr heilsame Tränen.

Vergebung und Loslassen der alten Muster

Der nächste Schritt ist das Vergeben. Du kannst innerlich in die Situation zurückgehen, in der du den Gedanken, der dich zu diesem Verhalten gebracht hat, zum ersten Mal gedacht hast. Das sind meist Ereignisse in der Kindheit, in denen wir geschlussfolgert haben, dass mit uns etwas nicht stimmt und wir uns ändern müssen. Du kannst deinem inneren Kind von damals in einer Meditation begegnen und es um Vergebung bitten. Du nimmst es in den Arm und sagst ihm, dass es dir leidtut. Das ist meist sehr heilsam.

Im nächsten Schritt veränderst du diese Situation von damals, indem du sie noch mal erlebst und dir einen anderen Ausgang vorstellst, nämlich einen, in dem eine Person deines Vertrauens dafür gesorgt hat, dass dein inneres Kind sicher bleibt und merkt, dass es nicht selbst falsch ist, sondern die Situation ein Missverständnis ist oder die Person, mit der wir den Konflikt haben, etwas von ihren Problemen auf dich projiziert hat. Die meisten Probleme von anderen Menschen haben nichts mit uns selbst zu tun, sondern fast immer mit ungelösten Konflikten des Gegenübers. Frage dich als erwachsene Person also immer, ob es wirklich stimmt, was der andere da behauptet. Wenn nicht, dann nimm die Kritik nicht an.

Erlaubnis, einen neuen Weg zu gehen und auf dein Herz zu hören

Niemand außer dir selbst kann dir die Erlaubnis geben, einen anderen Weg zu gehen. Du hast es in der Hand, denn du selbst bist der Erschaffer deines Lebens. Deshalb MUSST du selbst dir die Erlaubnis geben, einen anderen Weg zu wählen, der besser für dich ist. Höre dabei auf dein Herz, denn dein Herz kennt deinen Weg (wie das geht, erfährst du auf Seite 46 ff.).

Erste Schritte auf dem neuen Weg

Trau dich, die ersten kleinen Schritte auf deinem neuen Weg zu gehen. Du wirst merken, es fühlt sich anders und ungewohnt an. Genau das zeigt gleichfalls, dass du im Begriff bist, etwas in deinem Leben zu verändern. Denn wer immer nur tut, was er immer schon tat, bleibt immer nur dort, wo er immer schon war.

Schlechtes Gewissen und Schuldgefühle überwinden

Schlechtes Gewissen und Schuldgefühle werden zu Beginn deines neuen Weges unvermeidbar sein. Ich kenne diese quälenden Gedanken und habe sie irgendwann einmal nicht mehr verurteilt, sondern als Marker dafür anerkannt und begrüßt, dass ich gerade imstande bin, mein Leben auf ein weiteres Level zu heben. Je länger wir unseren Weg weitergehen – trotz schlechten Gewissens und Schuldgefühlen –, desto eher werden diese mit der Zeit verschwinden.

Immer weitergehen

»Buy a ticket, dream big, never return!«[23] Diesen Spruch habe ich auf einem Seminar bei Thomas Reich (Coach in Hamburg) kennengelernt. Viele Menschen treffen eine Entscheidung, gehen los – es kommen unschöne Gefühle –, und prompt kehren sie wieder um. Das kenne ich von mir selbst auch. Wichtig ist, dass du dich trotz aller Umstände wieder auf deinen Weg begibst, bis du dann in deinem neuen Leben angekommen bist: einem Leben, in dem *du* die wichtigste Rolle spielst.

Interessant ist, dass wir in der heutigen Zeit Selbstliebe damit verwechseln zu versagen bzw. Schwäche zu zeigen. In der Klinik war man der Held, wenn man 24 Stunden gearbeitet hat, ohne eine Pause zu machen. Es galt als ehrenhaft, sich für die Patienten aufzuopfern. Jede Art von Selbstwahrnehmung und Bedürfnisorientiertheit wurde belächelt und dementsprechend unterdrückt. So erfordert das Thema Selbstliebe bei vielen ein Umdenken. Weg vom männlichen Prinzip des »Immer mehr« hin zum weiblichen Prinzip des »Weniger ist mehr«. Oft wird Selbstliebe auch mit Egoismus verwechselt. Es sei egoistisch, nur an sich zu denken: »Wenn das jeder so machen würde ...«

Ja, was wäre denn, wenn jeder Eigenverantwortung übernehmen und sich um seine eigene Gesundheit kümmern würde? Dann wären wir vermutlich nicht dort, wo wir jetzt sind. Die Reparaturmedizin ist größer als je zuvor. Warum? Weil wir mit uns selbst schlechter umgehen als z. B. mit unseren technischen Geräten. Vom Dalai Lama stammt das folgende Zitat: »People were created to be loved. Things were created to be used. The reason why the world is in chaos is because things are being loved and people are being used.«[24] Aus diesem Grunde dürfen wir folgenden Gedanken zulassen: Wenn jeder für sich selbst sorgt, ist für alle gesorgt.

Die Bedeutung des Selbstwerts

Menschen, die ihren Eigenwert kennen, haben eine positive Selbstwahrnehmung. Sie schätzen die eigene Person wert. Das macht sie unabhängig von der Anerkennung durch andere. Sie bewerten sich selbst als positiv und sind sich ihrer eigenen Fähigkeiten bewusst.

Der Selbstwert ist eng mit der Selbstliebe verbunden. Wenn ich mich selbst mit all meinen Anteilen liebe, dann bin ich mir es auch wert, es mir gut gehen zu lassen. Wenn ich es mir gut gehen lasse, dann tue ich das, was ich liebe und achte meine Bedürfnisse. Automatisch geht es mir gut, ich ziehe Gesundheit und Freude in mein Leben. Und aus dieser Freude und Liebe entwickelt sich immer eine Kreativität, die das Große und Ganze mit einbezieht. Es entwickeln sich Ideen, wie du selbst mit deinen besonderen Fähigkeiten dazu beitragen kannst, noch mehr Liebe auf diese Welt zu bringen und deinen Beitrag für die Gesamtheit zu leisten. Jedes Lebewesen auf dieser Erde hat den gleichen Wert. Jedes Lebewesen ist von Natur aus frei, sich selbst ernst zu nehmen, sich Schönes zu gönnen, sich zu bewegen und gesund zu ernähren. Wenn du dir deines eigenen Wertes bewusst bist, dann investierst du in dich und deine Gesundheit. Auf einmal bist du es dir selbst wert, z. B. Geld für unbehandeltes lokales Gemüse vom Markt oder Bioladen auszugeben. Du bist es dir wert, für hochwertige Qualität zu bezahlen. Du bist es wert, alles zu tun, um gesund und glücklich zu sein (und dem Großen und Ganzen zu dienen).

Interessant ist die Feststellung, die ich dabei selbst schon so häufig gemacht habe: Jedes Mal, wenn ich in mich und mein Wohlbefinden investiert habe, kommt die Investition danach auf anderem Wege zu mir zurück. So habe ich es erlebt, dass ich plötzlich mehr Einnahmen aus meinem Buch auf dem Konto hatte, nachdem ich mich dazu durchgerungen hatte, einen Urlaub für mich zu buchen. Oder es kam unerwartet Geld durch meinen Onlinekurs, nachdem ich mir ein Gerät gegönnt hatte, das mir die tägliche Arbeit erleichterte.

Es scheint so, als wären wir durch das Leben von Selbstliebe, das Erfüllen unserer wahren Bedürfnisse und das Erkennen unseres Selbstwertes auf einmal an den universellen Fluss des Lebens angeschlossen. Also:

- ✖ Nimm dich so an, wie du bist – mit allen Stärken und Schwächen.
- ✖ Mach dich nicht klein, und verurteile dich nicht.
- ✖ Lobe dich.
- ✖ Sprich dir selbst Mut zu.
- ✖ Sei geduldig mit dir.
- ✖ Sei tolerant mit deinen Fehlern und Schwächen.
- ✖ Mach aus deinen Schwächen Stärken.
- ✖ Sei dir selbst ein guter Freund: Sich selbst zu lieben bedeutet, sich selbst so zu behandeln wie einen guten Freund.

Die Heilung des inneren Kindes

Wir haben alle einen verletzten Teil in uns, der geheilt werden möchte und kann. Jeder Mensch kommt unschuldig und mit einer Begeisterung auf die Welt, wächst heran und ist vollkommen mit sich und seiner Welt im Reinen. Wer kleine Kinder beobachtet, stellt schnell fest, dass sie keine begrenzenden Glaubenssätze haben, sondern einfach sie selbst sind – und das meist auch sein dürfen. Sie leben in ihrer Welt, in der sie geliebt und wertgeschätzt werden, ohne etwas zu leisten. Wenn Kinder älter werden, werden sie durch äußere Faktoren der Erwachsenenwelt darauf gestoßen, dass scheinbar irgendetwas mit ihnen nicht stimmt. Sie werden »zum Objekt der Begierde anderer«[25] (Prof. Dr. Gerald Hüther) gemacht und in ihrer Individualität beschnitten. Davor kann man Kinder nicht schützen. Das passiert in unserer Welt einfach. Egal wie viel Mühe sich Eltern geben, ihr Kind davor zu bewahren.

Diese irritierenden Ereignisse führen bei den Kindern zu einem Trennungsgefühl, das sich wie körperlicher Schmerz äußert. Um das nicht weiter aushalten zu müssen, wenden Kinder sich zum Teil von sich selbst ab, d. h., sie lehnen ihre eigene Wahrheit, ihre Intuition, ihre Individualität, ihr inneres Kind ab und passen sich der Allgemeinheit an, um dazuzugehören, geliebt zu werden und nicht negativ aufzufallen. In der Kindheit verlieren wir also das Vertrauen in uns selbst und lernen, anstatt nach unserer eigenen inneren Wahrheit nach den Regeln und Ansprüchen der Gesellschaft (der Familie, der Freunde, der Lehrer, der Trainer etc.)

zu leben. Wir lehnen unsere inneren Kinder ab und sperren sie ganz tief ein.

Um zurück zur Selbstliebe zu finden, ist es ganz wichtig, dieses verletzte innere Kind zu heilen. Dafür können wir Kontakt mit ihm aufnehmen, es annehmen, trösten und gesund werden lassen. Entscheidend ist, dass du dir selbst dafür vergibst, dass du deinem inneren Kind nicht zugehört, es nicht gesehen und ausgeschlossen hast. Denn in der Vergebung erfährst du die größte Heilung. Für diese Heilung gibt es speziell ausgebildete Therapeuten. Für diejenigen, die sich das selbst zutrauen, gebe ich hier eine Anleitung:

Wenn besonders hartnäckige Gefühle in banalen Situationen auftreten, können wir davon ausgehen, dass es nicht mit der eigentlichen Situation zusammenhängt, sondern mit einem tief liegenden Ereignis zu tun hat. Damit meine ich, dass durch diese Situation ein tief sitzender Schmerz getriggert wird. Wenn das Gefühl kommt, können wir uns fragen, wie alt wir uns in diesem Moment mit diesem Gefühl fühlen. Das kann ein Hinweis dafür sein, in welchem Alter wir uns gerade in einer ungelösten Situation gefangen fühlen. Oft kommen dann Erinnerungen aus der Kindheit hoch, die die eigentliche Ursache für dieses intensive Gefühl sind. Diese Momente sind Schlüsselmomente, in die wir in einer Meditation zurückgehen und die Situation noch einmal durchleben können.

Wichtig ist hierbei, dass die Gefühle Raum bekommen, das heißt, dass sie da sein dürfen. Nichts ist schlimmer für den Organismus, als lange Zeit Gefühle zu unterdrücken. Wenn du ganz und gar Ja zu deinen Gefühlen sagst, dürfen sie da sein und sich in deinem ganzen Körper ausbreiten. Diese Gefühle hatte dein jüngeres Ich damals und wusste nicht, damit umzugehen. Indem du jetzt Raum dafür lässt, können sich die Gefühle lösen. Du kannst in einer Meditation mit deinem inneren Kind kommunizieren. Du kannst es fragen, was damals dazu geführt hat, dass es sich so elend gefühlt hat. Es wird dir ganz genau antworten können. Jetzt kannst du innerlich dein inneres Kind trösten. Sieh die Situation so, wie sie war. Lass Mitgefühl für dein inneres Kind entstehen und vergib dir selbst dafür, dass du es damals nicht besser wusstest. Du hast so gut gehandelt, wie du konntest. Jetzt weißt du es besser. Jetzt bist du erwachsen und weißt, wie dein inneres Kind getröstet werden will und was es braucht. Gib ihm deine erwachsene Unterstützung und zeig ihm, dass du immer für es da bist und dass du es beschützt.

Wenn du auf diese Weise dein inneres Kind heilst, es annimmst und in dein Leben integrierst, wirst du merken, dass du auf einmal ganz anders mit dir selbst umgehst. Du bist ja jetzt nicht mehr dieser kleine Mensch, der sich damals nicht zu helfen wusste, sondern du bist jetzt erwachsen und kannst Eigenverantwortung für dein Handeln übernehmen – das ist der Unterschied. So kommst du wieder in deine Individualität zurück und lernst, all deine Seiten wertzuschätzen. Denn all das gehört zu dir. Du brauchst dich nicht zu verstecken. Im Gegenteil: Du solltest dich so zeigen, wie du bist – in deiner Einzigartigkeit.

Was sind Glaubenssätze?

Glaubenssätze sind Gedanken, die tief in deinem Inneren verankert und somit für dich wahr sind. Sie werden wieder und wieder gedacht und führen immer wieder zu demselben Ergebnis im Außen. Oftmals sind dir Glaubenssätze nicht bewusst, weil sie dir durch Erfahrung und Erziehung eingeprägt wurden. Glaubenssätze sind dafür verantwortlich, wie wir unser Umfeld bewerten und auf Ereignisse reagieren. Gemäß deiner Glaubenssätze nimmst du deine Umwelt wahr. Diese Wahrnehmung kann in den Augen anderer befremdlich oder nicht sinnvoll sein. Die physische Realität wird durch die Wahrnehmung erschaffen. Die Wahrnehmung ist der Projektor, welcher alle Dinge und Ereignisse buchstäblich generiert. Allerdings durchläuft die Wahrnehmung einen Filter. Die Glaubenssätze bestimmen, was wahrgenommen und was »für wahr« genommen wird. Deshalb ist die Rolle der Glaubenssätze bei der Erschaffung der Realität immens wichtig.

Diesen Zusammenhang zu erkennen ist oberstes Gebot, wenn man über die Glaubenssätze bestimmen will. Die Glaubenssätze sind also Dinge, die du glaubst zu sein (zu können, zu leben, zu verdienen etc.) - aufgrund irgendeines Ereignisses in der Vergangenheit. Du glaubst so fest daran, dass du deine gesamte Umgebung dementsprechend wahrnimmst. Wenn du also z.B. den Glaubenssatz hast »Ich bin nicht gut genug«, dann wird sich dieser dadurch bestätigen, dass bestimmte Ereignisse oder Aussagen von dir fast automatisch immer entsprechend interpretiert werden. Das ist im übertragenen Sinne wie beim Navigationsgerät: Egal wo du bist, das Gerät schlägt dir immer eine neue Route vor, um zu dem einprogrammierten Ziel zu kommen. Wenn du also einen Glaubenssatz hast, dann wird dir in der Realität immer wieder dieser Glaubenssatz gespiegelt. Diese Tatsache muss dir erst einmal bewusst werden (→ dazu auch Seite 107 ff.). Im Klartext heißt das, es ereignen sich dann auch immer wieder Situationen, die dir deine Glaubenssätze bestätigen. Wenn du die gleiche Realität immer wieder erlebst, ist das eine Endlosschleife: Gleiche Gedanken und Gefühle erzeugen die gleiche Einstellung und daraufhin die gleichen Wahrnehmungen. So akzeptierst du die Realität und erklärst dich damit einverstanden.

Wichtig ist aber, dir bewusst zu machen, dass du deine Glaubenssätze ändern kannst. Dazu solltest du aber erst mal deine eigenen Glaubenssätze erkennen:

✖ Werde dir wirklich bewusst darüber, welche Gedanken in dir immer wiederkehren.

✖ Achte auch auf Formulierungen und Wörter, die du immer wieder benutzt. Du kannst auch mal Freunde oder Familienmitglieder fragen, interessanterweise wissen die das oftmals ganz gut.

Beachte: In unerwarteten oder Stresssituationen fallen wir schneller auf unsere begrenzenden Glaubenssätze zurück, weil wir dann nicht in unserer Kraft sind.

Beispiele für solche negativen Glaubenssätze sind:

✖ Ich bin nicht gut genug.

✖ Ich bin nicht stark genug.

✖ Ich bin nicht schön genug.

✖ Ich bin anfällig.

✖ Ich bin schwach.

✖ Das Leben ist hart.

✖ Mir gelingt nie etwas.

Diese Sätze kannst du umwandeln in Glaubenssätze, die du gern über dich denken möchtest, die sinnvoll für dich sind und dich in deine Kraft bringen. Vorher solltest du aber all deine dich begrenzenden Glaubenssätze aufschreiben und dir diese bewusst machen. Wichtig ist, dass du dabei auf deine Gefühle achtest. Gefühle werden durch Gedanken erzeugt, d. h. jedem Gedanken folgt ein Gefühl. Wenn es also ein negativer Glaubenssatz ist, dann folgt darauf ein negatives Gefühl. Wenn du etwas wiederkehrend fühlst, liegt dem ein fest verankerter Glaubenssatz zugrunde, der besonders aktiv ist.

Übung – Glaubenssätze erkennen

Was sind deine dich begrenzenden negativen Glaubenssätze?
Schreibe sie auf.

_____

_____

_____

_____

Wie kannst du die Glaubenssätze ins Positive verändern?
Notiere deine Gedanken dazu.

_____

_____

_____

_____

Glaubenssätze führen zu Gedanken, Gedanken führen zu Gefühlen. Wenn du von etwas fest überzeugt bist, kannst du deine Gedanken und Gefühle nicht wirklich ändern. Positives Denken wirkt nur an der Oberfläche, deshalb ist es ganz wichtig, in die Tiefe zu gehen, also wirklich zu erkennen, welche Glaubenssätze es sind, die dich bremsen, blockieren und krank machen. Wenn du weißt, welche Glaubenssätze aktiv sind, kannst du deine Gedanken ändern. Dazu müssen deine Gedanken auf das Gewünschte fokussiert werden, und erst wenn du das Gewünschte fühlst, ist der neue Glaubenssatz aktiv. Die Gefühle sind dabei das Kommunikationsmittel des Körpers. Wenn du also die Glaubenssätze gefunden hast, die deiner gewünschten Realität entgegenwirken, dann musst du sie auflösen. Dazu reicht es leider nicht, einfach nur zu entscheiden, sondern es ist ein Prozess von kognitiver und tiefer emotionaler Einsicht nötig. Wenn du deine unerwünschten Glaubenssätze erkannt hast, ist es wichtig, sie zu akzeptieren und anzuerkennen, dass du dich durch sie begrenzt und klein hältst.

Anstelle der alten Glaubenssätze kannst du neue Glaubenssätze wählen, die dein Leben in die gewünschte Richtung führen. Beispiele für solche positiven Glaubenssätze sind:

✖ Ich bin liebenswert und gut genug.

✖ Mit Fokus und Konzentration gelingt mir alles.

✖ Ich bin gesund und fühle mich pudelwohl.

✖ Ich höre gern auf die Bedürfnisse meines Körpers und kann diese dann zur vollsten Zufriedenheit bedienen.

✖ Ich arbeite gern mit meinem Körper zusammen, der mir den Weg weist.

✖ Die Signale, die mein Körper mir sendet, dienen dazu, früh genug zu sehen, wenn er aus dem Gleichgewicht gerät, sodass ich schnell reagieren kann, um meinen Körper wieder ins Gleichgewicht zu bringen.

✖ Es ist schön zu sehen, wie gut die Kommunikation zwischen meinem Körper und mir funktioniert. Immer, wenn etwas droht, aus dem Gleichgewicht zu rutschen, zeigt mir mein Körper das durch ein Signal oder ein Symptom. Dann weiß ich automatisch, worauf ich achten soll, damit ich nicht krank werde.

✖ Weil ich einen so intelligenten und tollen Körper habe, der mir den Weg weist, freue ich mich so sehr und behandle meinen Körper so, wie er es verdient hat.

✖ Ich gebe meinem Körper genau das, was er im Moment braucht.

✖ Ich achte auf meine Bedürfnisse, denn erst, wenn's mir gut geht, kann ich auch anderen helfen. Und wenn ich weiß, wie ich zu voller Gesundheit komme, dann kann ich es auch anderen zeigen. So bin ich ein Vorbild für die Gesundheit.

Wenn du jetzt diese neuen Glaubenssätze gewählt hast, wirst du merken, wie sich dementsprechend auch die wahrgenommene Wirklichkeit verändert.

Übung – Positive Sätze finden

Was sind deine neuen Glaubenssätze, die du anstatt der oben genannten (alten Glaubenssätze) manifestieren willst? Schreibe sie auf!

_____

_____

_____

Die einzige Möglichkeit, Überzeugungen und Wahrnehmungen zu verändern, besteht darin, den eigenen Seinszustand zu verändern. Du kannst deine alten Glaubenssätze als das erkennen, was sie sind – Aufzeichnungen aus der Vergangenheit – und bereit sein, sie loszulassen, um neue Überzeugungen über dich anzunehmen, die helfen, eine neue Zukunft zu erschaffen.

Techniken, um Glaubenssätze zu ändern

Es gibt verschiedene Möglichkeiten, Glaubenssätze, also Überzeugungen, zu verändern.

✖ Wiederholung:
Du wiederholst bei dieser Technik deinen neuen Glaubenssatz wieder und wieder, bis dein Unterbewusstsein ihn annimmt. Das kann gedacht, gesprochen oder geschrieben werden. Da diese Möglichkeit oberflächlich ist und nicht direkt am Unterbewusstsein angreift, kann diese Methode länger dauern und mehr Zeit in Anspruch nehmen als die Folgetechniken. Und doch: Du hast die Möglichkeit, an das Unterbewusstsein anzudocken: Das Unterbewusstsein ist kurz nach dem Aufwachen und kurz vor dem Einschlafen besonders durchlässig. Wenn du also in dieser Zeit deine Glaubenssätze wiederholst und daran denkst und sie dir mit den zugehörigen Gefühlen vorstellst, können sie sich besser im Unterbewusstsein verankern.

✖ Mentales Training:
Profisportler benutzen mentales Training, um neue Bewegungsabläufe einzuüben (→ auch Seite 130ff.). Im körperlich entspannten Zustand werden sich die Bewegungen vorgestellt.

Dabei reagiert der Körper, als ob es im Moment die Realität ist, es werden Botenstoffe ausgeschüttet, das Herz-Kreislauf-System reagiert, und im Gehirn werden bereits Nervenbahnen dazu angelegt. Diesen Effekt können wir auch für unsere Gesundheit und alles andere in unserem Leben nutzen.

✘ Hypnose:
Hypnose ist eine Entspannungstechnik, in der das Unterbewusstsein für neue Informationen zugänglich ist, d. h., während der tiefen Entspannungsphase können deinem Unterbewusstsein die neuen Glaubenssätze eingeprägt werden.

✘ »Fake it until you make it«:
Am besten und schnellsten funktioniert natürlich die eigene erlebte Erfahrung. Wenn man quasi einen alten Glaubenssatz überschreibt, indem man eine neue Handlungsweise an den Tag legt.
Schauspieler können das sehr gut: Sie versetzen sich in den Charakter einer anderen Person und prompt verhalten sie sich auch entsprechend. Vielleicht wäre das ein Ansatz für dich?

Übung – Rollentausch

Suche dir jemanden, den du bewunderst (das kann eine berühmte Persönlichkeit sein, eine Freundin oder dein Nachbar).

Welche Eigenschaft bewunderst du an ihm/ihr?

Kannst du dich in ihn/sie hineinversetzen, also so tun, als ob du er/sie wärst?

_____

_____

Wie fühlst du dich in der Rolle?

_____

_____

Stress und Immunsystem

Der Forschungszweig der Psychoneuroimmunologie befasst sich mit den Zusammenhängen von Immunsystem, Nervensystem und Psyche. Stress bringt den Körper aus dem Gleichgewicht und ist eine der wichtigsten Ursachen für die Schwächung unseres Immunsystems. Der Forschungszweig der Psychoneuroimmunologie befasst sich mit den Zusammenhängen von Immunsystem, Nervensystem und Psyche.

Es gibt drei verschiedene Arten von Stress: physischen Stress (z. B. Traumata und körperliche Beeinträchtigungen), chemischen Stress (z. B. Giftstoffe) und emotionalen Stress (z. B. Sorgen, Angst, Überlastung). Wenn Stress entsteht, wird im Körper eine Vielzahl von Botenstoffen produziert (z. B. Hormone und Neurotransmitter), welche dafür sorgen, dass die Herzfrequenz und der Blutdruck steigen und die Muskeln sich anspannen. Dies passiert unter anderem, wenn du vor einem wilden Tier davonrennst oder vor einer schwierigen Herausforderung stehst. Nach einer Weile kehrt der Körper aber wieder in die Homöostase (seinen normalen Gleichgewichtszustand) zurück.

In unserer heutigen westlichen Welt ereignet sich diese Stressreaktion im Körper recht häufig, d. h., wenn du so lebst wie viele Leute, hältst du die meiste Zeit deines Lebens diese innere Kampf- oder Fluchtreaktion aufrecht und bist damit permanent im Ungleichgewicht. Im Kampf- oder Fluchtmodus wird lebenserhaltende Energie mobilisiert, damit der Körper weglaufen oder kämpfen kann.

Wenn dein Körper ständig angespannt ist und nicht mehr zurück in den Zustand der Homöostase kann (also einfach gesprochen, keine Pause mehr macht oder sich davon nicht ausruht), geht deinem System lebenswichtige Energie verloren, die eigentlich für Zellwachstum, Reparaturmechanismen und Heilung gebraucht wird. Deine Zellen machen dicht, kommunizieren nicht mehr miteinander, und die zusammenhängende Zellgemeinschaft zerbricht. Du kannst es dir so vorstellen, dass sich deine Zellen ständig im Krieg befinden, sodass keine Energie für Reparaturen, Aufbau, Infrastruktur, Krankenhäuser, Schulen und Lebensmittelversorgung übrig bleibt.

Da ist es nicht weit hergeholt, dass Dauerstress mit allen möglichen gesundheitlichen Beeinträchtigungen in Verbindung steht wie ständige Infekte, Konzentrationsstörungen, Schlafstörungen, Bluthochdruck, Depressionen, Herzkrankheiten, Krebs, schnelleres Altern, Allergien, rheumatische Erkrankungen, chronische Müdigkeit, Unfruchtbarkeit, Diabetes, Haarausfall, Hautkrankheiten, Schlaganfälle.

Kein Organismus der Natur ist darauf ausgelegt, Dauerstress standzuhalten. Mehrere Studien belegen, dass epigenetische Heilungssignale in Gefahrensituationen abgeschaltet werden. Laut den Berichten dauert die Heilung von Verletzungen bei gestressten Patienten nicht nur 40 Prozent länger, sondern »Stress verlagerte die genetische Balance in Richtung der Gene, welche die Bauanweisungen für Proteine liefern, die Zellzyklus-Arrest (Funktionsunfähigkeit), Tod und Entzündung bewirkten«.[26]

Wenn wir permanent negative Gedanken haben und der Körper Stresshormone produziert, erzeugt er ständig negative Gefühle wie Angst, Ärger, Aggressivität, Wut, Sorge, Eifersucht, Schuldgefühle, Scham, Trauer, Depressionen, Hoffnungslosigkeit und Ohnmacht. Wenn wir ständig mit den Gedanken bei unschönen Ereignissen der Vergangenheit oder ängstigenden Zukunftsvisionen sind, verhindern wir eine Homöostase, in der die so wichtigen Zellreparaturvorgänge stattfinden. Wir können also allein durch unsere Gedanken eine Stressreaktion erzeugen. Wenn wir das nicht mehr abschalten können, sind wir im Hamsterrad der negativen Emotionen, steuern mit Sicherheit auf die ein oder andere Erkrankung zu (ob nun eine Erkältung oder Krebs), immer mehr Gene werden herunterreguliert, bis sich unser genetisches Schicksal schließlich erfüllt.[27] Es gibt sogar Studien, die zeigen, dass Stress die Geschwindigkeit verzögert, mit der kleine Wunden heilen,[28] aber auch wissenschaftliche Belege für den umgekehrten Effekt, nämlich Stressreduktion durch positive Emotionen, wodurch gesundheitsfördernde, epigenetische Veränderungen ausgelöst werden.[29]

Dankbarkeit

Dankbar zu sein ist die Wurzel für positives Denken und der Schlüssel zum Erfolg. Wenn du dankbar bist für die Dinge, die du im Leben bereits hast, legst du automatisch deinen Fokus auf die Fülle und den Reichtum deines Lebens und denkst nicht die ganze Zeit daran, was du noch brauchst oder nicht hast. Dementsprechend erlebst du dann auch Gefühle wie Dankbarkeit, Glück und Zufriedenheit, denn wie wir wissen, folgt jedem Gedanken ein Gefühl. Und wie wir weiterhin erfahren haben, haben unsere Gefühle auch Einfluss auf unseren Körper und unser Körperempfinden. Wenn du dich also ständig im Mangel befindest, dich mit anderen vergleichst und auf all die Sachen schaust, die im Außen noch fehlen, dann generieren deine Gedanken automatisch Gefühle wie Mangel, Sorge, Grübeln und letztendlich Angst.

Diese Gefühle haben Einfluss auf deinen Körper, denn wenn du häufig im Angst- und Fluchtmodus bist, gibst du auch diese Signale an deinen Körper weiter, und es passiert das, was ich im Kapitel »Stress und Immunsystem«, Seite 151 ff., beschrieben habe. Mit Dankbarkeit veränderst du deinen Fokus. Die Energie folgt der Aufmerksamkeit. Wenn du also deine Gedanken darauf richtest, was du im Leben bereits hast, dann kommst du automatisch weg von dem Mangeldenken und negativen Emotionen. Denn wenn du in Dankbarkeit und Fülle denkst, dann sagst du deinem Körper durch deine damit zusammenhängenden Emotionen, dass du bereits alles im Leben hast, dass du nichts mehr brauchst und dass alles so, wie es ist, gut ist. Das gibt deinem Körper Sicherheit. Er hat dann genug Energie für die Zellreparaturen und

Mechanismen, die ablaufen müssen, um dich gesund zu halten – und er kommt wieder in die Homöostase.

Indem du täglich aufschreibst, wofür du dankbar bist, bist du gleich viel glücklicher und positiver gestimmt. Besonders sinnvoll ist es, mit diesen Gedanken der Dankbarkeit direkt nach dem Aufwachen zu beginnen, denn dann startest du positiv in den Tag. Aber du kannst auch zwischendurch dankbar sein und immer, wenn dir etwas gefällt, es laut aussprechen und loben. So zeigst du deinem Unterbewusstsein die Fülle deines Lebens.

Übung – Dankbarkeit trainieren

Führe ein Dankbarkeitstagebuch: Schreibe morgens und abends auf, wofür du dankbar bist. Das können kleine Dinge sein, wie z. B. das Wetter, dein Bett, dein Beruf, die Natur. Durch das tatsächliche Aufschreiben machst du sie dir bewusst und hältst sie in dem Moment fest. Schon nach einigen Wochen wirst du einen positiven Effekt merken: Dein Fokus verändert sich hin zur Fülle, und du ziehst mehr davon in dein Leben.

»Du kannst das Leben auf zwei Arten leben: Entweder ist alles ein Geschenk oder nichts.« Diese weisen Worte eines mir unbekannten Schöpfers sagen viel aus: Du darfst lernen, alle Dinge des Lebens wie ein Geschenk anzunehmen – auch Dinge, die dir vielleicht in dem Moment nicht so passen. Beispielsweise kann sich aus einer beruflichen Absage eine völlig neue Perspektive ergeben. Oder stell dir vor, jemand erscheint nicht zu einer Verabredung, auf die du dich sehr gefreut hast. Du hast jetzt die Möglichkeit, dich darüber zu ärgern und die nun freie Zeit mit Wut oder Enttäuschung zu verbringen oder du siehst die Möglichkeiten, die sich daraus ergeben: Du hast jetzt Zeit dazugewonnen, dich mit Dingen zu beschäftigen, die du eh schon lange einmal angehen wolltest. Das hat ganz viel mit Loslassen, Zulassen und Einlassen zu tun.

Mach aus jedem »Minus« ein »Plus«!

Wenn du in allem das Positive sehen kannst, dann bist du von nichts und niemandem mehr abhängig, denn dann kannst du aus jeder Situation das Beste machen. Bestsellerautorin und Coach für Persönlichkeitsentwicklung Laura Malina Seiler sagt es so schön in ihrem Buch »Mögest du glücklich sein«:[30] »Das Leben ist für dich.« Denn selbst, wenn etwas mal nicht so gut läuft, dann wirst du merken, dass es im Nachhinein auch dafür einen Sinn gibt. Von daher kannst du dankbar sein für alles, was dir im Leben passiert. Interessant dabei ist, dass es gerade die scheinbar kleinen und einfachen Dinge sind, die die größten Veränderungen anregen.

Der Placeboeffekt

Die Vorstellung, die physische Realität durch Gedanken zu verändern, ist nicht neu, schon die Bibel steckt voller Geschichten über Wunderheilungen. Dem amerikanischen Chirurgen Henry K. Beecher ging während des Zweiten Weltkrieges das Morphium aus, sodass er stattdessen Salzlösung verwendete, was die Soldaten ähnlich reagieren ließ, als hätten sie Morphium erhalten. Daraufhin untersuchte er das Placebophänomen und schrieb 1955 mit einer klinischen Studie Geschichte, die den Placeboeffekt beschrieb. Der bloße Gedanke daran, ein wirksames Medikament zu erhalten (obwohl in der Realität ein Scheinmedikament gegeben wird), löst ähnliche körperliche Effekte aus wie das wirksame Medikament.[31]

Mittlerweile gibt es diverse Studien darüber, dass Placebos tatsächlich annähernd so wirksam sind wie echte Medikamente. Z.B. scheint die Stimmungsaufhellung durch Antidepressiva ebenfalls durch den Placeboeffekt zustande zu kommen.[32] Wenn der bloße Glaube daran reicht, ein echtes Medikament erhalten zu haben, dann wird die Reaktion des Körpers ausschließlich vom Geist ausgelöst, oder? Diese Feststellung brachte mein bisheriges Weltbild ins Wanken.

Eine positive Erwartungshaltung, gepaart mit fürsorglicher Betreuung, scheint die beste Voraussetzung für Gesundheit und Wohlbefinden zu sein. Durch die wohlwollende Betreuung eines Experten wird der Körper aus der Stress-Anspannungs-Schleife in den Entspannungsmodus versetzt. Stressreaktionen werden auf diese Weise reduziert, und das Immunsystem kann anfangen, seine Arbeit zu tun (→ Seite 151 ff.).

Der Noceboeffekt

Wenn eine positive Erwartungshaltung in Zusammenhang mit fürsorglicher Zuwendung zur Heilung körperlicher Beschwerden führen kann, dann wird eine negative Einstellung wie Angst zusammen mit halbherziger Behandlung und Stress die körperlichen Symptome verschlimmern?

Wenn im Umkehrschluss diese Annahme stimmt, verdienen »Kranken«-Häuser der heutigen Zeit ihren Namen (das nur als kleiner Kommentar am Rande).

Auch hierzu gibt es Studien. Knapp 80 Prozent der Medizinstudenten geben an, Symptome der Krankheiten zu entwickeln, mit denen sie sich aufgrund des Lehrplans gerade befassten.[33]

Lissa Rankin schreibt in ihrem Buch »Warum Gedanken stärker sind als Medizin«: »Dass es krank macht, wenn man sich auf Krankheit fokussiert, ist wissenschaftlich erwiesen. Zu viel darüber zu wissen, was im Körper alles schiefgehen kann, kann uns tatsächlich schaden. Je mehr wir unsere Aufmerksamkeit auf die unendlich vielfältigen Möglichkeiten eines körperlichen Zusammenbruchs fixieren, desto höher ist die Wahrscheinlichkeit, physiologische Symptome zu entwickeln.«[34] Dieser Effekt wird als Noceboeffekt bezeichnet. Der Noceboeffekt ist das Gegenteil des Placeboeffekts. Der Begriff wurde eingeführt, um eine erwünschte Wirkung von einer unerwünschten Wirkung durch ein Scheinmedikament zu unterscheiden. Er beschreibt eine negative Wirkung durch ein Arzneimittel oder einen äußeren Einfluss, die durch bloßes Denken daran entsteht. Er beruht auf der Erwartungshaltung, dass z.B. eine Nebenwirkung eines Medikaments eintritt. Das heißt, er stellt sich aufgrund von Informationen zu den Nebenwirkungen eines Medikamentes oder einer Behandlungsmethode ein. So gibt es Studien, die zeigen, dass ein

Scheinmedikament Effekte erzeugen kann, die den Probanden vorher als mögliche Nebenwirkung dargestellt wurden. Allein die Warnung, es könne nach der Verabreichung eines Medikaments oder Scheinmedikaments zu negativen Nebenwirkungen wie Kopfschmerzen oder Übelkeit kommen, kann wie eine selbsterfüllende Prophezeiung wirken.

So leiden über 75 Prozent aller Probanden an Müdigkeit, nachdem ihnen gesagt wurde, sie erhalten ein Antihistaminikum, obwohl sie in Wahrheit ein Placebo erhielten.[35]

Konditionierung und Priming

Auf meiner weiteren Recherche zu diesem Thema folgten abermals Erkenntnisse, die mich zum Nachdenken anregten. Ende der 1970er-Jahre wurde zum ersten Mal nachgewiesen, dass ein Placebo genauso die Ausschüttung von Endorphinen auslösen kann wie bestimmte wirksame Medikamente.

40 Patienten wurden bei der Weisheitszahnextraktion statt Schmerzmedikamenten Placebos gegeben. In dem Glauben, dass sie eine wirksame Tablette eingenommen hatten, waren sie schmerzfrei. Als ihnen jedoch Naloxon (ein Antidot für Morphin, das das Andocken von Morphin an die Rezeptoren blockiert) gegeben wurde, kamen die Schmerzen zurück.[36] Damit ist bewiesen, dass Endorphine ausgeschüttet wurden, obwohl kein echtes Medikament im Spiel war. Der reine Glaube hatte die Ausschüttung bewirkt. Das zeigt eindeutig, dass der Geist in der Lage ist, körperliches Gewebe zu aktivieren.

Etwa zur gleichen Zeit kam das Element der Konditionierung ins Spiel: Ein russischer Forscher namens Iwan Petrowitsch Pawlow hat die Fütterung seiner Hunde mit einem Glockenläuten verbunden. Jedes Mal, bevor er sie fütterte, läutete er eine Glocke. Nach einer gewissen Zeit lief den Hunden schon beim bloßen Läuten der Glocke der Speichel aus dem Maul, obwohl es gar kein Futter gab. Ihr Körper lernte, auf einen Reiz im Äußeren (Klang der Glocke) so zu reagieren, als ob der ursprüngliche Anreiz (das Futter) da war. Bei einer konditionierten Reaktion setzt die dem Körper innewohnende unterbewusste Programmierung den bewussten Geist außer Kraft und scheint die Führung zu übernehmen. Dann ist der Körper tatsächlich darauf konditioniert, zum Geist zu werden, da das bewusste Denken nicht mehr vollständig die Kontrolle hat.[37]

Neurobiologisch funktioniert das so: Wenn ein Mensch immer wieder die gleiche Substanz einnimmt, werden immer wieder die gleichen Schaltkreise im Körper aktiviert, der Mensch wird also auf die Wirkung dieser Substanz konditioniert. Gibt man ihm jetzt stattdessen ein Placebo, feuern die gleichen Neurone im selben Muster wie bei der Einnahme der Substanz. Die assoziative Erinnerung kommt hier also zur Wirkung und ruft eine unterbewusste Programmierung hervor.

2010 kam es dann zur erstaunlichen Wende in der Placeboforschung, als Ted Kaptchuk (Harvard-University) nachwies, dass Placebos auch wirken, wenn bekannt ist, dass es sich um ein Placebo handelt.[38] Patienten mit Reizdarmsyndrom wurden mit Placebos behandelt. Es wurde ihnen ausdrücklich gesagt, dass sie Placebos erhielten. Eine Kontrollgruppe bekam keine Medikamente. In der Placebogruppe waren nach drei Wochen die Symptome bei doppelt so vielen Patienten zurückgegangen wie in der Kontrollgruppe. Für Kaptchuk waren diese Ergebnisse vergleichbar mit denen echter Medikamente. Diese Patienten wussten ganz genau, dass sie Placebos einnahmen. Nachdem ihnen aber gesagt wurde, dass auch Placebos einen Effekt hätten und sie an den Erfolg glaubten, waren ihre Körper so beeinflusst, dass sich ein positives Ergebnis zeigte.[39] Diese Ergebnisse zeigen eindeutig, dass der Geist in der Lage ist, den Körper positiv zu beeinflussen, ja, sogar zu heilen.

Hier kommt der Begriff Priming ins Spiel. Das sogenannte Priming bedeutet, dass etwas in unserem Umfeld (Personen, Orte, Dinge) alle möglichen Assoziationen auslöst, die fest in unserem Gehirn vernetzt werden. Wenn uns also z. B. gesagt wird, dass Frauen in Testaten schlechter abschneiden als Männer, agieren wir daraufhin auf bestimmte Weise (das heißt, wir Frauen erreichen in einem Testat wirklich nicht so viele Punkte wie die Männer, ohne uns bewusst zu sein, was passiert). Es kommen automatisch alle diesbezüglichen Gedanken, Verhaltensweisen oder Emotionen hoch, und man produziert das, was bereits unbewusst vorprogrammiert ist. Die meisten unserer automatischen Verhaltensweisen werden auf diese Weise durch unterbewusste Programmierung hervorgerufen, was ohne bewusste Wahrnehmung geschieht.

Unser Verhalten wird zum einen durch das bestimmt, was wir aufgrund von Priming über uns denken, zum anderen durch das, was wir glauben, das andere Menschen über uns denken. Genauso ist es mit den Placebos: Die Reaktion unseres Körpers auf eine Tablette wird zum einen dadurch beeinflusst, was wir glauben, was durch die Einnahme der Tablette passiert, und zum anderen dadurch, was andere (wie z. B. Ärzte oder Wissenschaftler) bezüglich der Wirkung glauben.

Wie oben bereits beschrieben: Eine positive Erwartungshaltung des Patienten, gepaart mit der positiven Erwartungshaltung des Arztes, wirkt sich doppelt positiv auf das gewünschte Outcome aus. Der Placeboeffekt funktioniert, weil eine Person ein bekanntes Heilmittel akzeptiert und daran glaubt, ohne es groß zu analysieren. An die Stelle eines echten Verfahrens tritt also ein Scheinverfahren. Was wir denken, was wir erleben und was in Folge in Bezug auf unsere Gesundheit geschieht, passiert durch unsere erstaunliche innere Apotheke, die sich automatisch und fein auf die Gedanken ausrichtet und körpereigene Heilmoleküle aktiviert. Eine Person assoziiert eine zukünftige Erfahrung mit einer bestimmten Person an einem bestimmten Ort zu einer bestimmten Zeit.

Demnach verbindet z. B. ein Patient die positiven Ergebnisse seiner Therapie mit der Begegnung mit dem Doktor und der Verabreichung eines Medikamentes. So wird eine Kondition im Außen geknüpft, die Einfluss auf den inneren Zustand dieser Person hat. Je öfter das passiert, desto fester werden die Bahnen im Gehirn verschaltet, und es entsteht ein sehr effektiver Prozess.

Der klassische Placeboeffekt beruht also auf dem Glauben an etwas außerhalb von uns. Im Folgenden möchte ich einmal die drei Schritte des Placeboeffektes anhand von zwei Beispielen erklären:

Negatives Beispiel

Schritt 1

Ein Ereignis im Außen führt im Körper zu Hormonausschüttung und Angst: Die Lehrerin mit der Brille und dem strengen Blick haut uns auf die Finger, weil wir die Hausaufgaben vergessen haben.

Schritt 2

Assoziieren wir jetzt diese Person mit diesem Hormonschub, dann konditionieren wir unseren Körper darauf, schon bei Anwesenheit der Person diese Hormone auszuschütten und Angst zu verspüren.

Schritt 3

Mit der Zeit wird der Körper darin trainiert, einfach nur durch Gedanken an diese Person diesen Zustand der Angst zu erzeugen.

Positives Beispiel

Schritt 1

Zuerst konditionieren wir unseren Körper auf die Ausschüttung von Glückshormonen, z. B. durch Meditation oder Sport.

Schritt 2

Assoziieren wir ein Ereignis mit diesem Hormonschub, dann konditionieren wir unseren Körper darauf, schon bei Ruhe, bestimmter entspannter Musik oder beim Betreten der Fitnessräume diese Hormone auszuschütten.

Schritt 3

Mit der Zeit trainieren wir den Körper darin, durch reine Gedanken an Meditation oder Sport diesen glücklichen Zustand zu erzeugen.

Studien zeigen, dass Bewusstheit erhebliche körperliche und gesundheitliche Veränderungen bewirken kann. Je mehr wir darüber wissen, was und warum wir etwas tun, desto effektiver werden unsere Handlungen, denn mit stärkeren Absichten hinter unserem Tun können wir bessere Ergebnisse erzielen.[40] So wurde 48 jungen Erwachsenen vor einem Aerobictraining gesagt, dass sie durch das Training die aerobe Kapazität ihres Körpers und das Wohlbefinden verbessern könnten. Die Kontrollgruppe wurde nur über die Zunahme der aeroben Kapazität aufgeklärt. Nach zehnwöchigem Training war bei beiden Gruppen die aerobe Kapazität des Körpers gestiegen. Gleichzeitig hatte sich nur bei der ersten Gruppe das Wohlbefinden verbessert.[41]

Neuroplastizität

Was während des Placeboeffektes im Gehirn passiert, kann man unter Neuroplastizität verbuchen. Neuroplastizität ist die Anpassungs- und Wandlungsfähigkeit des Gehirns. Unser Gehirn verändert sich ständig durch Nutzung. Es können durch häufiges Nutzen Nervenverästelungen entstehen und durch Nichtnutzen Nervenverästelungen verkümmern. Demnach vergrößert z. B. ein professioneller Musiker die Teile des Gehirns, die mit Musikalität assoziiert sind.[42]

Beim Erlernen neuer Gedanken bilden sich neue Verästelungen, und die Nervenzellen arbeiten in neuen Mustern. Indem wir Gelerntes oft genug wiederholen, stärken wir die Gemeinschaft der Neuronen. Wenn wir das nicht tun, bilden sich die Verästelungen bald wieder zurück. Um neue Gedanken, Entscheidungen zu kreieren und wirklich fest in unserem Gehirn zu verankern, müssen wir sie täglich aktualisieren, überprüfen und verinnerlichen.[43]

Epigenetik

Das, was während des Placeboeffektes im Körper geschieht, gehört zum Fachgebiet der sogenannten Epigenetik. Die Epigenetik zeigt, dass wir unseren Genen nicht ausgeliefert sind, sondern dass Gene durch Signale ein- bzw. ausgeschaltet werden können. Die wesentliche Fragestellung dabei ist, welche Signale unsere Genexpression aktivieren (Hochregulierung) und welche Signale unsere Genexpression unterdrücken (Abwärtsregulierung). Für die Erforschung dieser Frage werden im Speziellen eineiige Zwillinge untersucht. Es zeigt sich, dass sich trotz eines (fast) identischen Erbguts nicht immer dieselben Krankheiten manifestieren. Zwillinge können dieselben Gene haben, aber die Ergebnisse fallen unterschiedlich aus. Die äußeren Faktoren scheinen also eine große Rolle zu spielen, welche Gene ein- bzw. ausgeschaltet werden.

Nach all diesen Erkenntnissen wurde mir immer klarer: Der Geist ist in der Lage, den Körper zu heilen – und zwar ohne Hilfe von außen, sondern rein durch Gedankenkraft. Diese Erkenntnisse sind bahnbrechend und leiten ein neues Kapitel in dem Zeitalter der Medizingeschichte ein. Richtig angewendet, kann jeder Mensch selbst Einfluss auf sein Wohlbefinden nehmen. Wie können diese Erkenntnisse Erfolg versprechend umgesetzt werden?

Dr. Joe Dispenza:
Selbstheilung durch Gedankenkraft

Dr. Joe Dispenza ist Neurowissenschaftler, der sich mit Hirnbildgebung, Neuroplastizität, Epigenetik und Psychoneuroimmunologie beschäftigt. Mit Leidenschaft erforscht er, wie Menschen sich die neuesten Erkenntnisse der Quantenphysik und Neurowissenschaften zunutze machen, um sich von Krankheiten zu heilen und im Leben mehr Glück und Erfüllung zu finden. In seinen Workshops lehrt er, wie man sein Hirn neu vernetzen und den Körper mit dauerhaften Veränderungen neu konditionieren kann. Er lehrte die Selbstheilung durch Gedankenkraft.

In seinem Buch »Du bist das Placebo«[44] zeigt er, wie jeder Mensch selbst zu seinem eigenen Placebo werden kann. Das heißt, dass der Placeboeffekt auch funktioniert, wenn er aus der immateriellen Welt der Gedanken entsteht. In seinen Workshops leitet er die Teilnehmer an, mehr an sich selbst zu glauben als an irgendetwas anderes. So verändern sich die Teilnehmer von innen heraus und erreichen dadurch gleiche Ergebnisse wie jemand, der ein Placebo eingenommen hat. Wird eine Heilung immer wieder in der inneren Welt der Gedanken und Gefühle durchlebt, wird sie sich irgendwann auch als äußere Erfahrung manifestieren. Wird eine unbekannte Zukunft mit bewusster absichtsvoller innerer Ausrichtung und erhöhten Emotionen immer wieder mental geübt, sollten auf Basis des Gelernten reale neuroplastische Veränderungen im Gehirn und epigenetische Veränderungen im Körper stattfinden.

Kannst du etwas Unbekanntem so viel Aufmerksamkeit schenken, dass all deine Gedanken und deine Gefühle sich darauf einstellen und konzentrieren und du irgendwann so fest daran glaubst, dass dieses Unbekannte dann in der Realität Schritt für Schritt zu etwas Bekanntem wird? Quasi vom Gedanken zum Gefühl zum inneren Erlebnis zum Glauben und dann zur Materie?

Dr. Joe Dispenza zeigt, dass du weder Arzt noch Medikamente noch Scheinmedikamente brauchst, um körperliche und psychische Beschwerden loszuwerden. Du brauchst einzig allein den festen Glauben an dich selbst! Doch bloßes Verstehen reicht nicht aus. Um etwas zu erreichen, müssen wir das Gelernte wieder und wieder willentlich umsetzen und so erst in der inneren Welt anhand von Gefühlen und bildlicher Vorstellungskraft eine neue Realität erschaffen, die dann nach und nach auch in der äußeren Welt in Erscheinung tritt.

Viele körperliche oder psychische Beeinträchtigungen verschwinden, wenn wir uns wirklich mit uns selbst beschäftigen, auf unsere eigene Intuition hören, die verschiedenen Lebensbereiche betrachten und bestmöglich für uns umgestalten (→ Der Petersen-Prozess der Heilung, Seite 49 ff.).

Wenn du weiterhin unter körperlichen oder psychischen Symptomen leidest, die sich nicht verbessern, obwohl du dein gesamtes Leben ganzheitlich betrachtet auf den Kopf gestellt hast, negative Gefühle losgelassen, dein inneres Kind geheilt und deine Baustellen aufgeräumt hast, dann kann dieses letzte Puzzle-Stück für dich der Durchbruch sein: Benutze deinen Geist für deine Heilung. Damit meine ich: Benutze deine Gedanken und deine bildliche Vorstellungskraft dafür, einen anderen körperlichen Zustand zu erzeugen. Deine Gedanken- und Vorstellungskraft ist so viel machtvoller, als du erahnst. Ich selbst benutze diese Methode und habe schon bahnbrechende Erfolge damit erzielt.

Übung – Nütze deine Vorstellungskraft!

Komm zur Ruhe, lass die Gedanken fließen und konzentriere dich auf deinen Atem. Wenn dir das gelungen ist, benutze deine volle Aufmerksamkeit und lenke sie auf das Organ/ die Erkrankung/das Symptom, welches du verändern möchtest.

Kreiere anhand deiner Vorstellungskraft ein vollkommen gesundes Organ (dabei kannst du dir z. B. vorher ein paar Bilder ansehen, damit du weißt, wie ein gesundes Organ aussieht).

Schicke in Gedanken Liebe und Wärme in dieses Organ/ diesen Körperteil.

Stelle dir möglichst bildhaft und detailliert vor, was du tust, wenn du vollkommen gesund bist.

Und jetzt das Wichtigste: Fühle diesen vollkommen gesunden Zustand – und zwar immer und immer wieder. Am besten jeden Morgen und jeden Abend. Hier ist Geduld und Vertrauen gefragt. Am Ball bleiben lohnt sich!

Auf diese Weise bin ich zum Beispiel meine Autoimmunkrankheit Hashimoto-Thyreoiditis losgeworden. Da ich bereits auf einem Seminar von Dr. Joe Dispenza war, kenne ich ebenfalls diverse weitere positive Ergebnisse und Heilungserfolge – allein durch die reine Gedankenkraft.

Erkenntnisse der Quantenphysik

Um noch tiefer zu verstehen, wie wir selbst unsere Gedankenkraft nutzen können, um unsere eigene Realität zu verändern, gebe ich hier noch einen Exkurs in die Quantenphysik. Da ich keine Physikerin bin, werde ich mich auf die Aspekte beschränken, die für unser Thema dienlich sind. Das Studium des Universums wurde seit jeher in Materie und Geist aufgeteilt. Die Materie wurde als wesentlicher Teil der Naturwissenschaften definiert, der Geist hingegen wurde als unberechenbar und kompliziert angesehen und daher dem Herrschaftsbereich der Religion überlassen. So wurden Materie und Geist voneinander getrennt. Die klassische Newton'sche Physik befasst sich mit der Materie, mit Funktion von Objekten in Raum und Zeit und ihren Wechselwirkungen sowie mit dem Berechenbaren und Vorhersehbaren. Die Quantenphysik befasst sich mit der immateriellen Welt jenseits von Raum und Zeit sowie dem Verhalten der Atome. Atome scheinen zu 99,9999 Prozent aus leerem Raum zu bestehen.[45] Dieser Raum besteht aus Energie, genauer gesagt aus Energiefrequenzen, die eine Art unsichtbares zusammenhängendes Informationsfeld bilden.[46] Wenn alle Atome zu 99,999 Prozent aus Energiefrequenzen bestehen, besteht demnach das gesamte Universum aus Energiefrequenzen. Materie, die man auf subatomarer Ebene betrachtet, verhält sich nicht mehr nach den Regeln der klassischen Physik. Wir stellen uns die Realität als etwas Stabiles, Festes vor, aber auf der subatomaren Ebene ist Materie in Wirklichkeit ein vorübergehendes Phänomen. In einem Moment ist sie da, dann verschwindet sie wieder, je nachdem, worauf wir unseren Fokus richten. Die subatomaren Partikel sind also mal vorhanden und mal verschwunden. Erst wenn ein Beobachter seine Aufmerksamkeit auf ein bestimmtes Elektron fokussiert, erscheint es tatsächlich an dieser Stelle. Kaum schaut er weg, verschwindet die subatomare Materie und wird wieder zu Energie.[47]

Im Klartext heißt das: Physische Materie kann erst existieren, wenn wir sie beobachten, sobald wir wegschauen, verschwindet sie.[48] Da alles in unserer Umgebung aus subatomarer Masse besteht, betrifft das Verschwinden und Auftauchen auch uns selbst und alles um uns herum. Und wenn eine bestimmte Energiefrequenz durch unser reines Beobachten zu einer anderen Existenz, nämlich Materie wechselt, dann können auch wir in unendlich vielen potenziellen Realitäten in die physische Existenz treten.[49] Anders ausgedrückt: Wenn du dir ein bestimmtes zukünftiges Ereignis vorstellen kannst, dann existiert die Realität bereits irgendwo als Möglichkeit im Quantenfeld – jenseits dieses Raumes und dieser Zeit – und wartet darauf, von dir beobachtet zu werden.[50]

Wenn du dir für einen Moment eine neue Zukunft vorstellen kannst, diese vor deinem inneren Auge visuell erlebst und dabei bereits Gefühle wahrnimmst, die damit verknüpft sind, dann lebst du bereits für diesen Moment in dieser zukünftigen Realität und konditionierst deinen Körper darauf zu glauben, er sei im gegenwärtigen Moment in dieser Zukunft.[51] Nach dem Quantenmodell existieren alle erdenklichen Möglichkeiten in diesem Moment. Es ermächtigt uns, eine neue Zukunft zu wählen und sie durch Beobachten in die Realität zu holen.[52]

Gleichzeitig ist es wichtig zu verstehen, dass wir tagtäglich unbewusst schöpfen. Wenn wir jeden Tag die gleichen unbewussten Gedanken denken, die die gleiche standardmäßige Realität erzeugen, dann ist das doppelt unvorteilhaft für uns. Erstens verschlimmern wir durch unseren Fokus auf Leid und Elend unseren Zustand und zweitens lassen wir unendlich viele andere potenzielle Möglichkeiten ungenutzt. Der mentale Probelauf[53] ist eine gezielte innere Ausrichtung, um die von dir gewünschte Realität zu erzeugen, z. B. ein Leben ohne Krankheit und Schmerzen. Durch deine Konzentration auf das, was du dir in deinem Leben wünschst, und Ausblenden dessen, was du nicht in deinem Leben haben willst, kannst du alles, was du dir wünschst, in die Existenz rufen und parallel dazu »das Alte« durch Abzug deiner Aufmerksamkeit ausblenden.

Die Energie folgt der Aufmerksamkeit

Jedes Mal, wenn du deine Aufmerksamkeit, dein Bewusstsein und deinen Geist auf das Mögliche fokussierst, lenkst du auch deine Energie dorthin. Infolgedessen beeinflusst du die Materie – und zwar durch deine Aufmerksamkeit und dein Beobachten. »Der Placeboeffekt ist damit keine Fantasie, sondern Quantenrealität«,[54] so Dispenza.

Das physische Universum scheint nur aus Materie zu bestehen, in Wirklichkeit jedoch gibt es das Quantenfeld, ein gemeinsames Informationsfeld, in dem Materie und Energie zusammen existieren. Alles ist in einem immateriellen, unsichtbaren Informationsfeld jenseits von Raum und Zeit miteinander verbunden – dieses Feld besteht aus Bewusstsein (Gedanken) und Energie (Frequenz).[55] Jedes Atom strahlt seine eigene einmalige Energiesignatur aus. Da alles aus Atomen besteht, strahlt dementsprechend alles Materielle im Universum eine spezifische Energiefrequenz aus. Jeder Mensch hat seine individuelle Schwingungsfrequenz und ein Feld um sich herum. Wir alle sind über diese Felder ständig miteinander verbunden und im Informationsaustausch, sodass alle Felder zusammen ein riesiges kollektives Energiefeld ergeben. Darüber sind wir alle ununterbrochen miteinander verbunden, und jeder Einzelne wiederum hat durch seine individuelle Schwingungsfrequenz Einfluss auf die Frequenz dieses kollektiven Feldes. Durch das Versetzen in einen höheren emotionalen Zustand (wie Liebe, Dankbarkeit, Freude) können wir unsere eigene Schwingungsfrequenz erhöhen. Diese Erhöhung der individuellen Frequenz hat dementsprechend Einfluss auf das kollektive Feld. Genauso ist es auch andersherum möglich: Wenn wir negative Gedanken wie z. B. Angst haben, erniedrigen wir so unsere eigene Energiefrequenz und nachfolgend auch die des großen ganzen Energiefeldes.

Wenn wir uns also entscheiden, unsere alten unerwünschten Verhaltensweisen loszulassen und dementsprechend bewusst und absichtsvoll unseren energetischen Zustand verändern, um zu einer anderen Überzeugung über uns und unser Leben zu gelangen, erhöhen wir damit die Frequenz der Atome und Moleküle in unserem physischen Körper, um unser eigenes Energiefeld zu verstärken.

Das stärkere Energiefeld um unseren Körper herum hat wiederum Einfluss auf unsere physische Materie. Die Zellen unseres Körpers reagieren auf diese höhere Energie. Die Materie kann so auf eine neue Frequenz gehoben werden, und unser Körper reagiert auf einen neuen Geist.[56]

Damit tun wir das Bestmögliche für uns und gleichzeitig für alle anderen um uns herum, weil wir alle über das große kollektive Energiefeld miteinander verbunden sind. Damit hat Selbstliebe definitiv nichts mehr mit Egoismus zu tun.

Du kannst als Quantenbeobachter die Energie von deinem dir bekannten Leben abziehen, indem du deine Aufmerksamkeit auf etwas Neues richtest, etwas, was du gern in deinem Leben haben willst. Du bist Schöpfer. Das kannst du im Negativen (Gedanken über Krankheit) wie auch im Positiven (Gedanken über Gesundheit) anwenden. Du hast die Wahl. Die Energie folgt der Aufmerksamkeit.

Übung – Nur das Beste!

Stell dir vor, wie du in der Zukunft das Leben führst, das du dir wünschst. Beschreibe so detailliert wie möglich, wie du morgens in deinem Traumleben aufwachst:

Wo wohnst du? Hast du eine Familie? Was machst du beruflich? Wie sieht ganz konkret dein Tagesablauf aus?

_____

_____

_____

_____

Fühle in dein neues Leben hinein. Wie fühlt sich das an? Wie fühlst du dich, wenn du all das hast, was du dir wünschst? Und wie drückst du dieses Gefühl aus? Lachst du? Tanzt du?

_____

_____

_____

Verbinde dich so oft wie möglich mit diesem Gefühl aus deiner Zukunft, in der es dir wirklich rundum gut geht und du dein Traumleben führst.

Anmerkung: Je häufiger du dieses Gefühl spürst und deinen Geist und Körper darauf trimmst, desto mehr neue Nervenverästelungen bilden sich und alte bauen sich ab. Du erschaffst dir deine Zukunft von innen heraus. So wirst du zum Gestalter deines Lebens.

Die Macht der Umwelt

Überzeugungen zu verändern reicht nicht. Du musst den Wandel immer wieder bekräftigen und festigen, damit du nicht in alte Muster zurückfällst. Besonders tückisch ist die Umgebung, in der eine alte Verhaltensweise jahrelang einstudiert wurde. Oft nehmen Patienten daher die alten Verhaltensweisen wieder an, nachdem sie aus dem Krankenhaus entlassen werden. Auch bei Drogenabhängigen ist es ähnlich. Bringt man sie ins alte Milieu zurück, verfallen sie schnell der alten Gewohnheit. Sie identifizieren sich wieder mit der Umwelt. So stark wirkt die Umgebung. In dem Moment, in dem man wieder altbekannten Reizen ausgesetzt wird, reagiert der Körper unbewusst nach Schema F, und der bewusste Geist kann nicht viel dagegen tun.

Wenn du das erkennst, kannst du dieses Wissen nutzen: Um eine alte Gewohnheit zu lösen und ein neues Verhalten einzuüben, kannst du für den Anfang erst mal dein Umfeld ändern. Dann fällt es dir leichter, neue Verhaltensmuster anzunehmen. Wenn du dann in die gewohnte Umgebung zurückkommst, ist es wichtig, auch hier alte Gewohnheiten, mit denen das gewohnte Verhalten verknüpft war, zu verändern. Wenn du den Willen und das Vertrauen hast, am Ball bleibst und immer weiter übst, kannst du es schaffen, die neuen Verhaltensweisen auch in deiner gewohnten Umgebung zu etablieren.

Habe dein Ziel vor Augen

Wenn du dein Leben aktiv gestalten und nicht bloß passiv auf die Ereignisse reagieren möchtest, ist es sehr wichtig, dass du deine Ziele kennst. Das kannst du dir so vorstellen: Du stehst irgendwo am Bahnhof, und es gibt die Möglichkeit, nach Berlin, Stockholm, Kopenhagen oder Rom zu fahren. Wenn du nicht weißt, wohin du willst, dann bleibst du dort stehen, wo du bist: am Bahnhof. Wenn du alles auf einmal willst, kann es passieren, dass du ein Stück nach Stockholm fährst, dann mitten auf dem Weg umdrehst, weil du doch lieber nach Berlin willst, dann aber feststellst, dass Rom auch ganz schön ist. Auf diese Weise kommst du nirgendwo richtig an.

Deswegen ist es unglaublich wichtig, ein Ziel vor Augen zu haben und dann die dafür notwendigen Schritte nach und nach abzuarbeiten. In meinem Beispiel würdest du also erst nach Rom und dann bei Bedarf noch in die anderen Städte reisen. Wenn du ein Ziel vor Augen hast, ist es wichtig, dieses Ziel auch zu definieren, und zwar möglichst detailgenau. Damit das Universum auch weiß, was du »bestellt« hast.

Das kannst du mit einem Restaurantbesuch vergleichen: Wenn du dir ein Gericht bestellst, sagst du ja auch nicht, dass du irgendetwas Warmes oder Kaltes möchtest, sondern: »Ich möchte heute das Reis-Curry-Gericht, und zwar die große Portion mit scharfer Soße – und eine kleine Rhabarberschorle.« Und der Kellner bringt es dir. Genauso funktioniert es mit dem Universum.

Die Aussage »Ich möchte nicht mehr krank sein« ist sehr undifferenziert. Was bedeutet das denn genau? Auf jeden Fall ist es nicht besonders positiv ausgedrückt. Der Fokus liegt darauf, etwas zu verhindern. Stattdessen sollte die Aussage lauten:»Ich bin vollkommen gesund.«Die Aussage ist positiv, und der Fokus liegt auf Gesundheit.

Nutze deine Vorstellungskraft! Je besser du dir vorstellen kannst, wie es sich anfühlt, wenn du vollkommen gesund bist, desto besser reagiert dein Körper. Verknüpft mit einem positiven Gefühl wie Dankbarkeit oder Aufregung vergrößerst du den positiven Effekt der Visualisierung. Frage dich:

Was ist Gesundheit für dich?

Welche Faktoren müssen erfüllt sein, damit du dich vollkommen gesund und pudelwohl fühlst?

Wie fühlt sich das an? (z. B. Kribbeln im Bauch, Freiheitsgefühl, Leichtigkeit, Dankbarkeit)

Und was wäre dann anders als jetzt?

Du kannst dir ganz genau vorstellen, wie es sich anfühlt, wenn du morgens aufwachst, aus dem Bett hüpfst und dich vollkommen gesund, fit, happy, energiegeladen, begeistert, bereit und voller Liebe fühlst. Und jetzt kommt der nächste Schritt, der ganz wichtig ist: Das Universum kann deinen Wunsch viel besser erfüllen, wenn du weißt, wofür du gesund sein willst. Frage dich ...

Was willst du dann tun, wenn du so fit, begeistert und voller Tatendrang bist?

_____

_____

Wofür brennst du?

_____

_____

Wofür willst du gesund sein?

_____

_____

Diese Kausalität ist ganz eng mit der Gesundheit verknüpft: Dass du weißt, wozu du gesund werden und wozu du dann bereit sein möchtest. Je genauer du dieses Ziel kennst und je besser, detailreicher und gefühlsechter du dir dieses Ziel vorstellen und dich in diese Situation hineinversetzen kannst, desto eher erzeugst du es in einer Parallelwelt und desto eher kann es in der Zukunft genauso entstehen.

Jetzt bist du natürlich gefragt: Je häufiger du das übst und je häufiger du dich in diesen Zustand versetzt, desto mehr neue Nervenverästelungen bilden sich, und desto mehr Informationsstraßen entstehen für diesen neuen erwünschten Zustand. Ist das nicht toll? Du hast es also in der Hand, du kannst es selbst erschaffen – wenn du es denn wirklich willst. Hierbei brauchst du Geduld, denn solche Umbildungsprozesse benötigen Zeit. Aus diesem Grund rate ich dir, einfach immer weiter am Ball zu bleiben und nicht gleich aufzugeben, wenn sich nicht augenblicklich Veränderungen einstellen. Nach einiger Zeit wirst du kleine Fortschritte merken und dann sehen, dass es in die richtige Richtung geht.

Was ist Persönlichkeits-entwicklung?

Deine Persönlichkeit zu entwickeln bedeutet …

✖ dich selbst besser kennenzulernen.

✖ zu wissen, was dir guttut und was für ein Mensch du sein willst.

✖ Eigenverantwortung zu übernehmen.

✖ dich für Fehler nicht zu verurteilen, sondern aus ihnen zu lernen.

✖ Selbstvertrauen und Selbstbewusstsein zu entwickeln.

✖ resistenter zu werden, also Widerstandskraft zu entwickeln und zu lernen, aus Problemen gestärkt hervorzugehen.

✖ dein Denken zu ändern, weg vom Negativen hin zum Positiven.

✖ deine begrenzenden Glaubenssätze loszuwerden.

✖ über dich selbst hinauszuwachsen.

✖ dich auf den Weg zu dir selbst zu machen.

✖ authentisch zu werden und dich so zu zeigen, wie du bist.

✖ wieder zum Kind zu werden und genau das zu machen, was dir Freude bereitet.

✖ ständig dazuzulernen und dir neue Fertigkeiten anzueignen.

✖ dein in dir persönlich angelegtes Potenzial zu nutzen und damit in die Welt hinauszugehen.

All das wünsche ich mir für dich!

Hilfe zur Selbsthilfe – Umdenken in der Medizin

I ch habe mich immer gefragt, wie ich meinen Patienten langfristig helfen kann. Also wie ich dir mit meinem Wissen und meiner Erfahrung dienen kann, sodass es einen positiven Effekt für uns alle hat. Viele Menschen teilen die Auffassung, dass sich wahre Liebe darin äußert, jemand anderem bis zur Selbstaufgabe zu helfen. Meiner Meinung nach ist wahre Liebe etwas anderes. Ein Mensch, dem immer alles abgenommen wird und der im Leben nichts selbst machen muss, bleibt in einer abhängigen Position und wird nicht selbstständig.

Wenn ich dir immer nur die kurzfristige Lösung anbiete, womit du nur konsumieren, aber nicht nachdenken und nichts verändern brauchst, bleibst du auf der abhängigen Stufe stehen und lernst nichts dazu. Wer einen Mitmenschen wirklich liebt, der lässt ihn frei und zeigt ihm, wie er sich selbst helfen kann. Das mag im ersten Moment etwas hart klingen. Gleichzeitig ist es der erste Schritt zur langfristigen Gesundheit. Es wird ein Umdenkprozess angeregt, der zur Eigenständigkeit und Unabhängigkeit führt. Quasi Hilfe zur Selbsthilfe.

Meiner Meinung nach gilt dieses Konzept für alle zwischenmenschlichen Beziehungen: Sowohl Patienten als auch Freunden, dem Partner und den eigenen Kindern kann man nur wirklich langfristig helfen, wenn man ihnen zeigt, wie sie sich selbst helfen können.

Dieses Buch soll dich *nicht* dazu bringen, nicht mehr zum Arzt zu gehen und alles auf eigene Faust zu probieren. Im Gegenteil: Du bist wieder gefragt, die Verantwortung zu übernehmen und selbst für dich zu entscheiden, was richtig für dich ist. Meine Absicht ist es, dir zu zeigen, wie du mehr Vertrauen in dich und deine Kraft entwickelst. Du bist selbst in der Verantwortung zu entscheiden, ob und welchen Arzt oder Therapeuten du dir zur Hilfe holst.

Wichtig dabei ist deine innere Einstellung, nämlich dass am Ende des Tages du selbst einen wesentlichen Teil zu der Gesundung und Heilung beiträgst und du nicht ausschließlich den Arzt oder Therapeuten verantwortlich machst.

Ich wünsche mir einen offenen und ehrlichen Austausch von Arzt und Patient auf Augenhöhe und ich wünsche mir von Herzen eine Zukunft, in der wir uns gegenseitig zu mehr Gesundheit verhelfen.

Schlusswort

Ursprünglich bin ich als Ärztin angetreten. Es war nicht geplant, dass ich eines Tages auch als Autorin mein Wissen weitergebe.

Es war mir ein Bedürfnis, die Erfahrungen meines Weges mit dir zu teilen, und ich danke allen, die mir dabei geholfen haben, dass dieses Buch entstehen durfte. Ich hoffe, ich konnte dich dazu einladen, dich mit dir selbst und deinem Körper zu befassen. Er ist kein Gerät, bei dem man die Teile ersetzen kann, die nicht mehr funktionieren. Dein Körper ist so viel intelligenter. Pure Natur. Durch die Evolution geprägt. Und das Wichtigste: Er ist FÜR DICH. Freunde dich mit deinem Körper an. Er ist dein Partner – nicht dein Feind. Kämpfe nicht gegen ihn, sondern verbinde dich mit ihm, denn zusammen seid ihr die Einheit, in der Heilung entstehen kann.

Vertraue der Natur. Vertraue deinem Körper. Vertraue dir und deiner Intuition. Alle Antworten sind bereits in dir. Du musst nur leise genug sein, um sie zu hören. Nutze die Signale des Körpers als Kompass für deinen eigenen Weg.

Ich bin fest davon überzeugt, dass du das kannst.

Alles Liebe,
Deine Tina

Gemeinsam auf dem Weg

Lass uns auch weiterhin in Kontakt bleiben! Mich interessiert brennend, wie dir dieses Buch gefallen hat. Lass mir gern eine Bewertung da, damit ich dir in Zukunft noch besser helfen kann. Wenn du wichtige Erkenntnisse für dich hattest und diese mit mir und den anderen Lesern teilen möchtest, benutze bei Instagram den Hashtag #intuitivgesund.

Willst du wissen, wie mein Weg weitergeht? Folge mir auf Instagram oder Facebook. Dort teile ich meine Erfahrungen auf meinem eigenen Weg zur Ärztin der neuen Zeit.

Du möchtest noch tiefer gehen und noch mehr über dich, deine Gesundheit und dein Zukunfts-Mindset lernen? In meinem Podcast »Healthy Docs« veröffentliche ich regelmäßig kostenfreie Expertentipps, inspirierende Erfahrungen und spannende Interviews rund um die Themen moderne Medizin, alternative Medizin, Arztgesundheit und intuitive Medizin.

Auf meiner Internetseite www.intuitiv-gesund.de erhältst du Geschenke, die dich auf deinem Weg weiterbringen.

Willst du Vollgas geben und direkt mit mir zusammenarbeiten? Auf meiner Internetseite erfährst du alle Neuigkeiten zum Coaching-Programm für Ärztinnen und zum »Rise-Sister-Rise«-Retreat.

Unter der unten genannten E-Mail-Adresse hast du die Möglichkeit, Kontakt mit mir aufzunehmen. Ich freu mich auf dich!

www.intuitiv-gesund.de
info@intuitiv-gesund.de
Podcast: Healthy Docs
Facebook: Dr. med. Christina Petersen Coaching für Ärzte
Instagram: @healthy_docs

S 39 Energie folgt der Aufmerksamkeit

Danksagungen

Zutiefst dankbar bin ich meinem Mann Daniel dafür, dass er mich immer gesehen und unterstützt hat auf meinem Weg, der alles andere als einfach war.

An meine Mentoren:

Dr. med. Eberhard Wilke: Danke für Ihre langjährige Unterstützung.

Prof. Dr. med. Jörg Braun: Danke für unsere Zusammenarbeit.

Dr. med. Ruediger Dahlke: Danke für deine großartige Arbeit und unsere spannenden Gespräche.

Prof. Dr. med. Gerald Hüther: Danke für Ihre wertvolle Arbeit und unseren Austausch.

Kurt Tepperwein: Danke für Ihr »So-Sein« und das, was Sie in mir gesehen und erweckt haben.

Dr. Joe Dispenza: Danke für Ihre bahnbrechende Arbeit und das, was ich bei Ihnen lernen durfte. Wir sehen uns wieder!

Danke an alle Lehrer und Helfer, die mich auf dem Weg begleitet haben. Danke an Knut Gollenbeck, Annette Raut, Esther van der Kamp, Alf Gürtler, Horst Brömer, Michael Kuhr, Jan und Martina Hoffmann, Reimar Busse, Rene Engert, Christian Wedel, Christin Holter, Yasmin Dastagir, Vera Schechtmann, Julia Reinecke und Veronique Papillon.

An Alvar Mollik: Danke für deinen Einsatz, deine Tatkraft, die Mindful-Doctor-Konferenz und unsere Freundschaft.

An Suzanne Kern: Es ist schön, dich an meiner Seite zu wissen bei unserem Herzensprojekt »Rise Sister Rise«.

Danke an Raphael Mankau und Julia Feldbaum für die tolle Zusammenarbeit.

Danke auch an all meine Freunde und Bekannten, die mich in den letzten Jahren nicht oft zu Gesicht bekamen, weil ich so sehr in meiner Berufung aufgehe.

Danke an Maren und Mario. Ihr habt mich wie eine Tochter aufgenommen und mir so viel beigebracht. Das hat mein Leben verändert.

Danke an Mama und Papa. Für eure Liebe, das offene Haus, die Unterstützung und die Verlässlichkeit. Dafür, dass ihr mich meinen eigenen Weg habt gehen lassen.

Danke an meine Geschwister für den tollen Zusammenhalt und das Vertrauen. Besonderen Dank an meine Schwester Kathi für die tiefe Verbindung und gegenseitige Unterstützung.

Danke an mich selbst, dass ich immer weitergehe, auch wenn ich Angst habe.

Endnoten

1 Dispenza, J.: Du bist das Placebo, Koha-Verlag, 2014

2 Mellody, P.: Verstrickt in die Probleme anderer: Über Entstehung und Auswirkung von Co-Abhängigkeit, Kösel-Verlag, 1991

3 Ulsamer, B.: Zum Helfen geboren: Antworten für hilflose Helfer aus dem Familien-Stellen, Vier Türme Verlag, 2004

4 »Was für eine Ärztin bin ich bloß geworden?«, Bericht aus dem Klinikalltag, SpiegelOnline Gesundheit, 26.06.2018

5 www.bk-luebeck.eu/zitate-laotse.html

6 Eng verknüpft mit der chinesischen Medizin ist der Daoismus, eine alte chinesische Philosophie und Weltanschauung, die großen Einfluss auf geistliches und weltliches Leben in China ausübte. Das Dao weist in die Ebene der Non-Dualität: Es steht für Anfang und Ende zugleich und bringt die Dualität hervor, aus deren Dynamik heraus alle Dinge entstehen. Ziel ist ein Leben im Einklang mit dem Dao. Es gilt, den Fluss des Lebens anzuerkennen, sich anzupassen und so wenig wie möglich einzugreifen. Diese Haltung wird Wu Wei (Nicht-Eingreifen) genannt. Laotse ist der Schöpfer des »Dao de Jing« – des einflussreichsten Werks des Daoismus.

7 www.hindawi.com/journals/ecam/2019/3705120/; https://www.hfmdk-frankfurt.info/fileadmin/files/Forschung/Interdisziplinaere_Projekte/TAB/Handapparat_Koerper_und_Bewegung/Musikspezifische_Bewegungslehre/Tai_Chi_Endfassung_red.pdf S.11

8 https://www.facebook.com/maxim.mankevich/photos/a.311503452389014/1354582201414462/?type=3&comment_id=1354647631407919

9 Antonovsky A: Salutogenese. Zur Entmystifizierung der Gesundheit. Deutsche erweiterte Ausgabe von A. Franke, Dgvt Verlag 1997 https://www.aerzteblatt.de/archiv/209251/Aaron-Antonovsky-Vater-der-Salutogenese

10 Karagulla, Dr. med. S., Kunz, D.: Chakras im Heilungsprozess, Aquamarin Verlag 2018, S. 190 f.

11 A. J. Crum und E. J. Langer: Mind-Set Matters: Exercise and the Placebo Effect, Psychological Science, Bd. 18, Nr. 2: S. 165–171, 2007

12 Ebd.

13 Dispenza, J.: Du bist das Placebo, Koha-Verlag, 2014

14 Ebd. S. 51
Matura, T., Colligan, R. C., Malinchoc M. u. a.: Optimists vs Pessimists: Survival Rate Among Medical Patients over a 30-Year-Period, Mayo Clinic Proceedings, Bd. 75, Nr. 2: S. 140–143, 2000

15 Dispenza, J.: Du bist das Placebo, Koha-Verlag, 2014, S. 51
Levy, B. R., Slade, M. D., Kunkel, S. R. u. a.: Longevity Increased by Positive Self-Perceptions of Aging, Journal of Personality and Social Psychology, Bd. 83, Nr. 2: S. 261–270, 2002

16 Dispenza, J.: Du bist das Placebo, Koha-Verlag, Isen 2014, S. 52
Barefoot, J. C., Ahlstrom, W. G., Williams, R. B. Jr.: Hostility, CHD Incidence, and Total Mortality: A 25-Year Follow-Up Study of 225 Physicians, Psychosomatic Medicine, Bd. 45, Nr. 1: 59–63, 1983

17 Dispenza, J.: Du bist das Placebo, Koha-Verlag, Isen 2014, S. 51
Hickok, J. T., Roscoe J. A., Morrow G. R.: The Role of Patients Expectations in the Development of Anticipatory Nausea Releated to Chemotherapy for Cancer, Journal of Pain and Symptom Management, Bd. 22, Nr. 4, S. 843–850, 2001

18 Dispenza, J.: Du bist das Placebo, Koha-Verlag, 2014

19 Seiler, L. M.: Mögest du glücklich sein, Verlag Komplett Media, 2017

20 Tiwald, H. (1973): Mentales Training und sportliche Leistungsfähigkeit. In: Leibeserziehung-Leibesübung, 27. Jg., Heft 3, S. 66, Volpert, W. (1976): Optimierung von Trainingsprogrammen, 2. Auflage Lollar/Lahn: Achenbach, S. 66

21 Use all your senses; Syer J. & Connolly C. (1984): Sporting body sporting mind. Cambridge: University Press, S. 53

22 Create as real a sensory impression of the sporting situation as possible; Syer J. & Connolly C. (1984): Sporting body sporting mind. Cambridge: University Press, S. 54

23 Die rich-Methode by Thomas Reich, 2017

24 www.pinterest.de/pin/279926933067587484/

25 https://youtu.be/iCDdbPoHQhAQ

26 Roy, S., Khans S., Yeh, S. E. u. a.:
Wound Site Neutrophil Transcriptome
in Response to Psychological Stress in
Young Men, Gene Expression, Bd. 12,
Nr. 4-6: S. 273-287, 2005

27 Dispenza, J.: Du bist das Placebo,
Koha-Verlag, 2014, S. 138

28 Kiecolt-Glaser, J., Loving, T. J., Stowell,
J. R. u. a.: Hostile Marital Interactions,
Proinflammatory Cytokine Production
and Wound Healing, Archive of General
Psychiatry Bd. 62, Nr. 12: S. 1377-1384,
2005

29 Dussel, J. A., Otu, H. H., Wohlhueter, A. L.
u. a.: Genomic Counter-Stress Changes
Induced by Relaxation Response,
PLOSONE, Bd. 3, Nr. 7: S. e2576, 2008

30 Seiler, L. M.: Mögest du glücklich sein,
Verlag Komplett Media, 2017

31 Beecher, H. K.: The Powerful Placebo,
Journal of the American Medical Associa-
tion, Bd. 159, Nr. 17: S. 1602-1606, 1955

32 Vedantam, S.: Against Depression, a Sugar
is Hard to Beat: Placebos Improve Mood,
Change Brain Chemistry in Majority of
Trials of Antidepressants, Washington
Post, 7. Mai 2002

33 Woods, S. M., Natterson, J. und Silverman
J.: Medical Students Disease: Hypochon-
driasis in Medical Education, Journal
of Medical Education, Band 41, Nr. 8
(August 1966): S. 784-790.

34 Rankin, L.: Warum Gedanken stärker
sind als Medizin, 8. Auflage 2014,
Penguin Verlag, S. 58.

35 Cousins, N.: Anatomy of an Illness:
As Perceived by the Patient, New York:
W.W. Norton & Company, 1979, S.79.

36 Levine, J. D., Gordon, N. C. und Fields,
H. L.: The Mechanism of Placebo Anal-
gesia, Lancet, Bd. 2, Nr. 8091: S. 654-657,
1978
Levine, J. D., Gordon, N. C., Jones, R. T.
u. a. The Narcotic Antagonist Naloxone
Enhances Clinical Pain, Nature, Bd. 272,
Nr. 5656: S. 826-827, 1978
Dispenza, J.: Du bist das Placebo,
Koha-Verlag, 2014, S. 70

37 Dispenza, J.: Du bist das Placebo,
Koha-Verlag, 2014, S. 71

38 Kaptchuk, T. J., Friedlander, E. J., Kelley,
M. u. a.: Placebos Without Deception:
A Randomized Controlled Trial in
Irritable Bowel Syndrome, PLOS ONE,

Bd. 5, Nr. 12; S. 515591 (2010)
Dispenza, J.: Du bist das Placebo,
Koha-Verlag, 2014, S. 79

39 Kaptchuk, T. J., Friedlander, E., Kelley,
J. M. u. a.: Placebos Without Deception:
A Randomized Controlled Trial in
Irritable Bowel Syndrome, PLOS ONE,
Bd. 5, Nr. 12; S. 515591 (2010)
Dispenza, J.: Du bist das Placebo,
Koha-Verlag, 2014, S. 79

40 Desharnais, R., Jobin, J., Cote, C. u. a.:
Aerobic Exercise and the Placebo Effect:
A Controlled Study, Psychosomatic
Medicine, Bd. 55, Nr. 2: S. 149-154, 1993
Dispenza, J.: Du bist das Placebo,
Koha-Verlag, S. 80/81

41 Dispenza, J.: Du bist das Placebo,
Koha-Verlag, S. 80/81

42 Sluming, V., Barrick, T., Howard, M.
u. a.: Voxel-Based Morphometry Reveals
Increased Gray Matter Density in Broca's
Area in Male Symphony Orchestra
Musicians, NeuroImage, Bd. 17, Nr. 3:
S. 1613-1622, 2002

43 Squire L. R., Kandel, E. R.: Memory:
From Mind to Molecules, New York:
Scientific American Library, 1999
Dispenza, J.: Du bist das Placebo,
Koha-Verlag, 2014, S. 97

44 Dispenza, J.: Du bist das Placebo,
Koha-Verlag, 2014

45 Bohr, N.: On the Constitution of Atoms
und Molecules, PHILOSOPHICAL
MAGAZINE, BD. 26, NR. 151: S. 1-25, 1913

46 Dispenza, J.: Du bist das Placebo,
Koha-Verlag, 2017, S. 220

47 Ebd. S. 220

48 Ebd. S. 221

49 Ebd. S. 221-222

50 Ebd. S. 221-222

51 Ebd.

52 Ebd.

53 Ebd.

54 Ebd. 222

55 Ebd. S. 226-228

56 Ebd.

Register

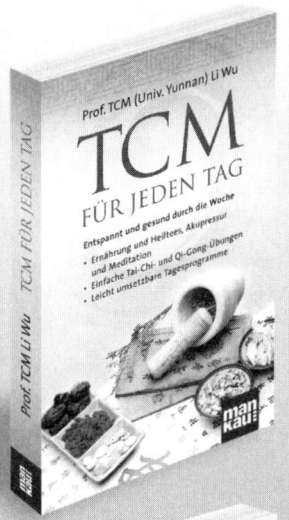

Prof. TCM Univ. Yunnan Li Wu

TCM FÜR JEDEN TAG
Entspannt und gesund durch die Woche

9,95 € (D) / 10,30 € (A), ISBN 978-3-86374-100-6
Taschenbuch, 190 Seiten

»»TCM für jeden Tag‹ von Prof. Li WU bietet für den
interessierten Laien eine Fülle von Übungen und Rezepten.
Ob man seine Ernährung auf TCM umstellen möchte, oder
Akupressur und Massagen für den Hausgebrauch üben
möchte; ob als komplexes Tages- oder Wochenprogramm
oder als Einzelanwendung, mit ›TCM für jeden Tag‹ wird
eine sehr gute Einstiegshilfe gegeben. Und auch wer basierend
auf einem fundierten Grundwissen neue Anregungen sucht,
kann hier kleine Highlights finden.«   Stiftung Gesundheit

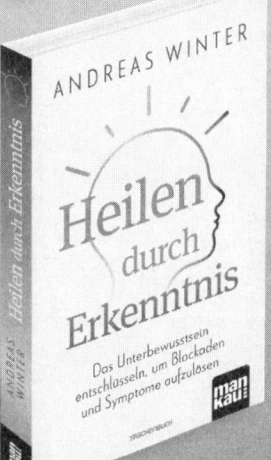

Andreas Winter

HEILEN DURCH ERKENNTNIS
Das Unterbewusstsein entschlüsseln, um Blockaden
und Symptome aufzulösen

12,– € (D) / 12,40 € (A), ISBN 978-3-86374-605-6
Taschenbuch, 206 Seiten

»Heilung durch Erkenntnis hat so viele Schätze, die nur darauf
warten, den Leser zu erreichen. Allein die zehn Fragen, die das
Leben verändern, bringen dich so zu dir selbst, dass du gar
nicht mehr vor dir selbst weglaufen kannst. (...) Dieses Buch
hat mir persönlich wieder ein großes Stück von mir selbst
offenbart und deshalb möchte ich es von Herzen all denen
empfehlen, die sich selber und ihre Heilung finden möchten.«
                                              Connection Spirit

Andreas Winter

HEILEN OHNE MEDIKAMENTE
Chronische Krankheiten: Seelische Ursachen aufdecken
und gesund werden. Selbstcoaching in zehn Schritten

9,95 € (D) / 10,30 € (A), ISBN 978-3-86374-190-7
Taschenbuch, 197 Seiten

»(...) Durch die Fallbeispiele aus Winters jahrelanger Arbeit
wirkt das Buch sehr authentisch und die Botschaft des
Autors wird überaus deutlich gemacht. Aber auch tragen die
Fallbeispiele zu dem Unterhaltungswert des Buches bei und
machen es neben den erstaunlichen Erkenntnissen Winters
zu einem lesenswerten Stück Arbeit.«   Deine Gesundheit

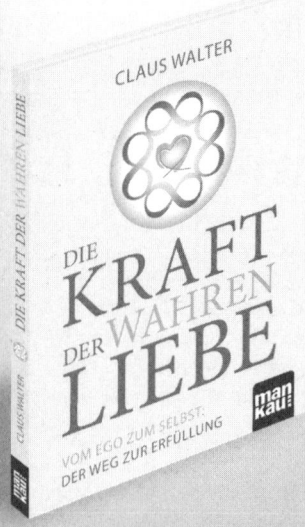

Claus Walter

DIE KRAFT DER WAHREN LIEBE

Vom Ego zum Selbst: Der Weg zur Erfüllung

16,95 € (D) / 17,50 € (A), ISBN 978-3-86374-602-5
Klappenbroschur, 174 Seiten

Was ist wahre LIEBE, frei von jeglicher romantischen Verklärung, kommerziellen Valentinstags-Aktionen und falschen Illusionen? Claus Walter unterstützt Sie, den Grundtenor der wahren Liebe – einen Einklang aus Freiheit, Selbstbestimmtheit, Ausgeglichenheit und Harmonie – (wieder-)herzustellen. Neue, stärkende und Wachstum fördernde Ergebnisse aus vielen Jahren Herzarbeit erwarten die Leser. Dank kleiner Übungen und »Aha«-Effekte werden Sie die Liebe aus verschiedenen Blickwinkeln betrachten und neu erfahren.

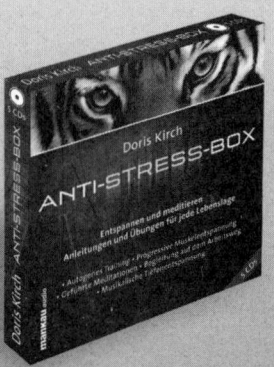

Doris Kirch

ANTI-STRESS-BOX (5 AUDIO-CDs)

Entspannen und meditieren. Anleitungen und Übungen für jede Lebenslage

29,95 € (D/A), ISBN 978-3-938396-40-7
37-seitiges Booklet, Gesamtlaufzeit ca. 277 Min.

»Auftanken, entspannen, zur Ruhe kommen, Sand unter den Füßen spüren ... Urlaubsgefühl. Das kann man jeden Tag genießen: mit den Meditationen von Doris Kirch (...) – locker bleiben kann gelernt werden.« praxis+recht

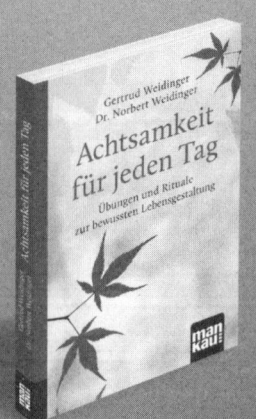

Dr. Norbert Weidinger / Gertrud Weidinger

ACHTSAMKEIT FÜR JEDEN TAG. KOMPAKT-RATGEBER

Übungen und Rituale zur bewussten Lebensgestaltung

7,99 € (D) / 8,20 € (A), ISBN 978-3-86374-261-4
Klappenbroschur, 127 Seiten

»(...) Dieses Büchlein enthält eine Fülle von Anregungen und Übungen, mit deren Hilfe jeder den Alltag achtsamer gestalten kann. Dank seines handlichen Formats ist es überall mit dabei.« mobil, das Mitgliedermagazin der Deutschen Rheuma-Liga, www.rheuma-liga.de

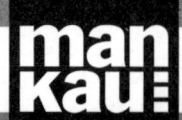